Elisabeth Constantine

Erzengel-Energiemedizin

Heilkraft aus dem Kosmos –
Praxisbuch der energetischen
Heilung

ENNSTHALER VERLAG STEYR

Wichtiger Hinweis

Die Energieübungen und Energiemeditationen in diesem Buch ersetzen auf keinen Fall einen Arztbesuch! Falls sie unter physischen akuten oder chronischen Beschwerden leiden, suchen sie bitte auf jeden Fall eine medizinisch kompetente, professionelle Fachkraft auf. Viele Ärzte, Psychologen und Heilpraktiker bieten in der heutigen Zeit auch schon ganzheitliche Behandlungsmethoden an.

www.ennsthaler.at

ISBN 978-3-85068-867-3

Elisabeth Constantine · Erzengel-Energiemedizin

Ennsthaler Gesellschaft m.b.H. & Co KG, 4400 Steyr, Österreich
Umschlaggestaltung: Ennsthaler Verlag, Steyr
Titelbild: Annie b.
Satz: Ennsthaler Verlag, Steyr

»Das kostbarste Vermächtnis eines Menschen ist die Spur,
die seine Liebe in unseren Herzen zurückgelassen hat.«

Ich widme dieses Buch dem Lebenswerk
meiner geliebten Nichte Elisabeth.
»Elisabeth, du bleibst ewig in unseren Herzen lebendig.«

»Liebe ist der Arzt aller Krankheiten.
Sie ist die Ursache und das Ziel der Schöpfung.
Sie ist die einzige positive Kraft.«

Beloved Master Mevlana Rumi

Inhaltsverzeichnis

Vorwort

Meine Segenswünsche an euch,* liebe Erdenengel

Vor langen Jahren wurde mir ein himmlisches Geschenk zuteil. Ein wunderschöner Engel offenbarte sich mir in der Kirche des heiligen Franziskus von Assisi in Old Goa/Süd-Indien. Dieses Erlebnis hat sich tief in mein Herz gebettet und war der Beginn einer wundersamen inneren Reise, die mich auf der irdischen Ebene nach Cornwall, England, führte. Dort bezog ich ein Cottage in der kleinen Stadt Truro, wo ich schon nach kurzer Zeit die Energien des Erzengel Michael um mich herum spürte. Ich konnte diese zu Beginn schwer annehmen, bis ich dann herausfand, dass sich mein Haus auf der Erzengel-Michael-Energielinie, die vom Hl.-Michaels-Berg weg durch Cornwall führt, situiert war. Dieser Umstand hatte die Energie des Erzengels verstärkt und so für mich direkt fühlbar gemacht. Ich akzeptierte nun in tiefer Demut die Verbindung mit diesem mächtigen Erzengel und so begann meine »Engelarbeit«, die über die folgenden Jahre zu vielen Meditationsabenden, Seminaren, einer Reihe von Erzengel-Meditations-CDs für Kinder und Erwachsene und bis dato einem Buch der Kristallheilung mit Erzengeln führen sollte.

In den nun schon fast 25 Jahren meiner Arbeit hat mich die lichtvolle Energie der Engel auf dem Wege meiner Heilung und dem Heilungsprozess vieler meiner Studenten, Seminar-Mitglieder und Klienten liebevoll geleitet und begleitet.

***Lesehinweis**
Es liegt in der besonderen Natur des Buches, dass Sie im folgenden Text durchwegs getreu meinem Motto »Wir sind alle EINS« mit dem vertrauten »Du« angesprochen werden.

Durch Myriaden kleiner und einige große Wunder ihrer himmlischen Liebesdienste und Heilkunst wurde immer wieder die kosmische Kraft der bedingungslosen »Liebe in Aktion« tausendfach unter Beweis gestellt.

Der Fokus meiner Arbeit ist und bleibt, durch die wundervolle Unterstützung des Reiches der Engel und Erzengel, dass wir in Wahrheit alle EINS sind und dass die Kraft der bedingungslosen Liebe alle Wunden heilen kann, wenn wir es nur zulassen.

Doch bin ich nur der Zeitzeuge des Heilungswerks der Engel oder Channel, durch den das Licht aus der Quelle der himmlischen Herzen der Engel und Erzengel strömt und sich hier auf Erden in physischer Form in den Seiten dieses Buches manifestiert. Ich danke dem Reich der Engel aufrichtig und in tiefster Demut für dieses Privileg, im Dienste aller lebendigen Wesen einige Partikel des kosmischen Lichts auf diesem unseren Planeten Erde verankern zu dürfen.

Und so freue ich mich von Herzen, euch, liebe Leserschaft, die mit bedingungsloser Liebe strahlenden Energien der Erzengel, die durch die Zeilen dieses Buches fließen, darzubringen. Ich danke dir, lieber Leser und liebe Leserin, dass ich euch auf diese Art und Weise einen Teil eures Erdenweges begleiten darf!

Ich ehre das Licht in jedem Einzelnen von Euch.
Mit vielen heiteren Segenswünschen!
Eure Seelenschwester und Mitreisende im Licht

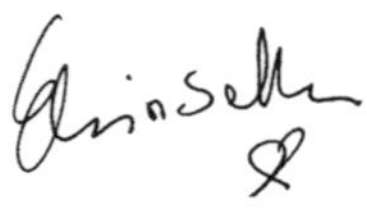

Danksagung an das Reich der Erzengel

Danke für eure bedingungslose Liebe!
Danke für eure bedingungslose Treue!
Danke für eure immerfort währende Heilung!
Danke für euren himmlischen Schutz, Leitung
und Begleitung!

Fürbitte an das Reich der Erzengel

Mögen die göttlichen Strahlen der Erzengel eure Heiligen Herzen mit der bedingungslosen Liebe des Schöpfers nähren und beleben!

Mögen die göttlichen Strahlen der Erzengel euch eurem Heiligen Selbst näher bringen und so eure Kommunion mit der Urquelle festigen!

Mögen die göttlichen Strahlen der Erzengel euren Körper, Geist und Seele mit der wunderbaren, heilsamen Kraft des ewigen Lichtes erleuchten!

Möge euch dieses Buch ein licht-voller Begleiter auf eurem Erdenwege sein!

In tiefer Dankbarkeit!

Teil I:
Praktische Spiritualität

Wie benütze ich dieses Buch?

Die Zeilen dieses Buches, die die gechannelten Energien der Erzengel enthalten, können wir als »gefrorenes Licht« bezeichnen. Licht, die Energie der reinen, bedingungslosen, kosmischen Liebe, Erzengel-Energiemedizin, die sich auf diesen Seiten manifestiert hat.

Licht = Liebe = Heilung

Daher ist es überaus wichtig, sich beim Lesen dieser Zeilen für diese Energien empfänglich zu machen, um eine so vollkommene wie mögliche Heilwirkung zu erfahren, die auch ganz spontan auftreten kann.

Dazu darf ich deine Aufmerksamkeit auf einige Punkte lenken:

Die drei wichtigen Intentionen

1. Öffnung deines Herzens

Damit so viel Licht und Liebe wie nur möglich in dein Energiefeld einfließen kann, beschließe bitte ganz einfach, geistig dein Herz den Energien der Erzengel zu öffnen, mit liebevoller Aufmerksamkeit diese Zeilen zu lesen und deren Licht freudig aufzunehmen.

Ich schlage dir dafür folgende Worte vor, die am besten drei Mal laut ausgesprochen werden sollten, um diese Intention gut im Hier und Jetzt zu verankern:

Licht-Affirmation:

»Ich öffne mein Herz in tiefer Dankbarkeit und lasse zu, dass sich mit Hilfe der Engel diese lichtvollen Energien freudig und leicht in mein Leben integrieren. Ich danke dir, mein Heiliges Herz! Ich danke euch, liebe Engel! Und so soll es sein! Und so soll es sein! Und so soll es sein!«

»Sei deiner Welt, soviel du kannst, ein Engel.
So wird sie dir, trotz dem Gefühl der Mängel,
soviel sie kann, dafür ein Himmel sein!«

Christoph August Tiedge

2. Öffnung deines Unterbewusstseins

Da du ja bewusst diese Zeilen liest, ist dein Wach-Bewusstsein schon an Bord des himmlischen Heilschiffes, allerdings legt uns das Unterbewusstsein durch seine spezifische Funktion des Schutzes oft riesige Hürden auf unserem Weg der Selbsterleuchtung vor die Füße. Die Aufgabe des Unterbewusstseins ist es, uns im täglichen Leben zu beschützen und uns vor geistigen und emotionalen Verletzungen zu bewahren. Wenn uns Unangenehmes oder gar Böses widerfährt, »zieht« das Unterbewusstsein diese Emotionen und Erinnerungen, so gut es kann, aus dem Wachbewusstsein ab, schließt seine Tore und verriegelt diese zu deinem Schutze. Du kannst dich nun an vieles ganz einfach nicht mehr erinnern und hast somit die Gelegenheit erhalten, dein alltägliches Leben mehr oder weniger unbeschwert fortzuführen. Dies führt zu einer momentanen Erleichterung, die oft viele Jahrzehnte anhalten kann.

Allerdings nehmen diese (unbewusst) verdrängten Gedanken und Emotionen, die im Unterbewusstsein wie Gefangene interniert sind, im Laufe der Zeit ein meist zerstörerisches

Eigenleben an, da sie an die Oberfläche des Wachbewusstseins kommen wollen, um gehört, beachtet, geliebt und geheilt zu werden. Wenn dies der Fall ist, übernimmt das Höhere Selbst die Zügel und manifestiert Gelegenheiten im täglichen Leben, in denen sich die verdrängten Energien zeigen können.

Indem wir unserem Unterbewusstsein liebevolle Aufmerksamkeit zuwenden, lässt es von seiner Schutzfunktion kurzfristig ab, die verstauten Gedanken und Emotionen dürfen sich zeigen und haben somit viele günstige Chancen, geheilt zu werden.

Ich schlage dir dafür folgende Worte vor, die am besten drei Mal laut ausgesprochen werden sollten, um die Intentionen der Heilung gut im Hier und Jetzt zu verankern:

Licht-Affirmation:

»Liebes Unterbewusstsein, ich danke dir für deine Schutzfunktion, die du jetzt beruhigt den Erzengeln übergeben darfst. Sie werden für mein Bewusstsein an deiner Stelle Sorge tragen und es behutsam bewachen.
Mein Unterbewusstsein ist nun offen und bereit, das Licht und die Liebe der Engel aufzunehmen! Ich danke dir von Herzen, liebes Unterbewusstsein, für deine Kooperation! Ich danke euch, liebe Engel! Und so soll es sein! Und so soll es sein! Und so soll es sein!«

»Der Mensch hat Begleiter unmittelbar vor sich
oder hinter sich, die ihn behüten
im Auftrage Gottes.«

Hl. Prophet Mohammed

3. Bereitschaft zur Selbst-Heilung auf allen Ebenen des Seins:

Oft ist man voller Zuversicht und fühlt sich bereit, weitere Schritte im Leben zu gehen, doch wenn es an die Ausführung dieser Schritte geht, ist man blockiert und weiß nicht warum. In diesem Fall sind oft ungeheilte Aspekte/Teile des Selbst am Werk, die sich diese Schritte nicht zutrauen. Auch in diesem Fall richten wir unsere liebevolle, gütige Aufmerksamkeit an unser Selbst und dessen nicht geheilte Aspekte.

Ich schlage dir dafür folgende Worte vor, die am besten drei Mal laut ausgesprochen werden sollten, um die Intention gut im Hier und Jetzt zu verankern:

Licht-Affirmation:

»Liebes Selbst! Ich liebe dich so, wie du bist, mit deinen Sonnen und Schattenseiten. Das Reich der Engel und ich schenken dir nun ungeteilte, mitfühlende Aufmerksamkeit auf allen Ebenen des Seins.
Du darfst gesund sein in Körper, Geist, Emotionen und Seele! Ich danke dir von Herzen, liebes Selbst, dass du diesen Lichtprozess in Liebe, Leichtigkeit und Freude annimmst! Ich danke euch, liebe Engel! Und so soll es sein! Und so soll es sein! Und so soll es sein!«

Mit der geistigen Verankerung dieser Intentionen hast du nun alle Ebenen des Seins für die verschiedenen Lichtprozesse, die in diesem Buch auf dich warten, geöffnet und damit für die bestmögliche Aufnahme der bedingungslosen Liebe der Engel fruchtbar gemacht. Ich gratuliere! Du bist bereit!

»Ohne Liebe ist jedes Opfer nur eine Last,
jede Musik nur Geräusch
und jeder Tanz macht Mühe.«

Beloved Master Mevlana Rumi

Ein Weltgebet, die große Invokation

Das innige Aussprechen von Herzen des folgenden Licht-Gebetes bietet einige wunderbare Gelegenheiten, und zwar folgende:

- Unsere Aufmerksamkeit auf die Essenz des Erdendaseins zu fokussieren,
- uns an die allmächtige Kraft des göttlichen Lichts zu erinnern,
- uns auf die allheilende Kraft der bedingungslosen Liebe aufmerksam zu machen
- und uns zu helfen, in unser Erden-Selbst und in den Heiligen Plan zu vertrauen.

Daher schlage ich vor, dieses Licht-Gebet häufig als Mittel zur Zentrierung, Verbindung mit ALLEM WAS IST und Einstellung auf den Heiligen Plan, der identisch ist mit dem Heiligen Plan deines eigenen Heiligen, des Höheren Selbst, anzuwenden. Deine Seele wird dir dafür danken!

Auch eignet sich die große Invokation vorzüglich als Licht-Gebet in persönlichen oder auch globalen Krisensituationen und wird von vielen Millionen Lichtarbeitern in der ganzen Welt gebetet.

Die große Invokation

Aus dem Quell des Lichts im Geiste der Quell
Ströme Licht herab ins Menschen-Denken.
Es werde Licht auf Erden!

Aus dem Quell der Liebe
Ströme Liebe aus in alle Menschenherzen.
Möge das Christusbewusstsein zurück auf die Erde kommen!

Aus dem Zentrum des Lichtes, das den Willen der Schöpfung kennt, lenke plan-beseelte Kraft die kleinen Menschenwillen zu dem Endziel, dem der Meister wissend dient!

Durch das Zentrum, das wir Menschheit nennen,
möge sich der Plan der Liebe und des Lichts entfalten
und siegle zu die Tür zu allem Übel!

Mögen Licht, Liebe und Kraft den Heiligen Plan
auf Erden wieder herstellen! So sei es!

Was bedeutet »Energiemedizin«?

Der Inhalt dieses Buches ist auf dem folgenden Licht-Fundament gebaut:

»Wir sind alle EINS und allesamt mit der Urquelle des Seins = Licht + Liebe durch alle Zeiten und Dimensionen verbunden.«

- Wenn wir bewusst denken, resultiert dies in »geistiger Energiearbeit«.
- Wenn wir bewusst fühlen, resultiert dies in »emotionaler Energiearbeit«.

Unter Lichtarbeit, die sich durch das gesamte Buch zieht, verstehen wir innerliche, geistige Arbeit im Lichte Gottes.

Lichtarbeit + geistige Energiearbeit + emotionale Energiearbeit = Energiemedizin

Infolgedessen nützen wir die höchste aller Energien, die Kraft der bedingungslosen, göttlichen Liebe als heilsame Medizin für unser gesamtes Energiesystem.

Somit ist jede Licht-Affirmation, Lichtarbeit, Lichtreise, Lichtmeditation, Lichtgebet und jedes Erzengel-Energiegeschenk, das in diesem Buch aufgezeichnet ist, Energiemedizin für deinen Körper, deine Emotionen, deinen Geist und deine Seele auf allen Ebenen des Seins.

»Und so soll es sein!« Wir bedanken uns von Herzen für diese Geschenke Gottes.

Die Verbindung des irdischen Selbst mit dem Heiligen Selbst

Das weltliche Selbst ist mit dem Heiligen Selbst durch die ätherische Silberschnur verknüpft. Man kann Aspekte dieser Silberschnur, die für eine hellsichtige Person auf der physischen Ebene sichtbar ist, auch als die designierte Telefonleitung unserer Intuition bezeichnen. Wenn die Seele, gehüllt in ihre Lichtkörper, den irdischen, physischen Körper verlässt, dann benimmt sich die Silberschnur wie ein elastisches Band, das die Seele wieder »nach Hause« zur Urquelle des Seins befördert und dort mit ihrem Heiligen Höheren Selbst verbindet, bis zu dem Zeitpunkt, wo die Seele beschließt, ein weiteres Mal in einen menschlichen Körpers zu inkarnieren, dann »rollt sich die Silberschnur wieder auf«.

Das Heilige Selbst ist wiederum mit der Urquelle des Seins, in dessen Zentrum Vater/Mutter Gott – die kreative Schöpfer-Energie – residiert, dem Reich der Engel, Erzengel, Lichtwesen und aufgestiegenen Meister (wie Meister Jesus, Buddha oder Mohammed) und all den anderen Seelen dieser und auch anderer Welten verbunden.

So ist es ein wichtiger Punkt in unserer spirituellen Entwicklung, die Verbindung zwischen dem irdischen und dem Höheren Heiligen Selbst intensiv zu fördern. Frei nach dem Motto »Alles Gute kommt von oben« wird uns das Reich der Engel und Erzengel bei diesem Lichtprozess behilflich sein.

Licht-Affirmation:

»Ich lade die Engel und Erzengel ein, mir bei der Intensivierung der Verbindung meines irdischen Selbst mit meinem Heiligen Selbst beizustehen! Ich erlaube den himmlischen

Helfern, mich in diesem Lichtprozess zu leiten und in allen Lebenslagen zu begleiten, und nehme ihre göttliche Schirmherrschaft dankend an! Mit jedem Atemzug verbinde ich mich mehr und mehr mit meinem Heiligen Höheren Selbst! Ich danke euch, liebe Engel, für euren Liebesdienst! Und so soll es sein! Und so soll es sein! Und so soll es sein!«

»Wo Engel hausen, da ist der Himmel
und sei's auch mitten im Weltgetümmel!«

Schamsod-Din Mohammed

Das Reich der Engel und Erzengel – Diamant der Liebe Gottes

Ich sehe das Reich der Engel und Erzengel als riesigen, wunderbar glanzvollen Energie-Diamanten, der in seiner Totalität die bedingungslose Liebe Gottes offenbart. Die Myriaden Facetten des Diamanten gleichen den verschiedenen Engeln und Erzengeln, die die unterschiedlichen Aspekte der Liebe Gottes mit ihren spezifischen Energien verkörpern. Wir empfangen die Liebe Gottes hier auf Erden in Lichtform/Strahlen, die je nach Tradition differenzierte Namen hat: der Heilige Geist in der christlichen Tradition, CHI oder KI in der chinesischen Tradition, Prana in der hinduistischen Tradition etc.

Viele Namen besagen eine gemeinsame Wahrheit: Nämlich, dass die Liebe Gottes Fleisch geworden ist, das heißt, sich hier auf Erden spürbar, sichtbar und daher erlebbar manifestiert hat.

»Alles kommt von Gott, alles residiert in Gott und Gott residiert in allem! Wir sind alle EINS ...«

Gottes Boten und Heiler, die himmlischen Heerscharen »verteilen« je nach Bedarf die Heilkraft aus der unversiegbaren Urquelle des Lichts und der Liebe, dort wo sie gebraucht wird. Da die Engel reine Energiewesen sind und wie schon besprochen die Aspekte der Liebe Gottes als »Allheilmittel« an die Menschheit durch den Energieträger des universellen Heilungslichts überbringen, dürfen wir aus dieser Tatsache schließen, dass jegliche Energie, die die Engel und Erzengel in ihrer Treue, Liebe und Güte zum Zweck der Heilung des Geistes, des Körpers und der Seele an uns weitergeben, reine, pure Energiemedizin ist. Diese fördert Heilung auf allen Ebenen des Seins.

Erzengel-Energiemedizin birgt in sich die lichtvolle göttliche Kraft, unsere Seele, unseren Geist, unsere Emotionen und unseren Körper zu heilen, wenn wir es nur zulassen!

Licht-Affirmation:

Ich öffne nun bewusst meinen Geist, meine Emotionen und meinen Körper und lasse Heilung auf allen Ebenen des Seins, durch alle Zeiten und Dimensionen, im Einklang mit dem Heiligen Plan und dem Heiligen Göttlichen Willen zu. Ich bedanke mich bei dem Reich der Engel und Erzengel für ihr göttliches Geschenk der Energiemedizin des Lichts und der Liebe! Und so soll es sein! Und so soll es sein! Und so soll es sein!

Bitte beachten: Alle Heilungsmethoden sind göttlichen Ursprungs und so natürlich auch die allopathische Schulmedizin! Daher ist es unumgänglich, bei länger andauernden Schmerzen oder anderen anormalen geistigen oder emotionalen Symptomen den Hausarzt aufzusuchen!

Die ätherische Blaupause – das perfekte Selbst

Da wir im Ursprung von Gott perfekt geschaffen wurden und diese auf allen Ebenen gesunde und glückliche Version unseres Selbst als ätherische Blaupause existiert, ist es uns – unter anderem – mit Hilfe der himmlischen Energien des Reiches der Engel, möglich, unser Erden-Selbst zu heilen und dieses mit der ätherischen Blaupause in Gleichklang zu bringen. Also, die gute Nachricht ist, dass von jedem ungeheilten Aspekt des Selbst, ob dieser nun auf der physischen, mentalen, emotionalen oder spirituellen Ebene residiert, der geheilte Aspekt schon in der ätherischen Blaupause existiert. Wir dürfen daher die Schlussfolgerung ziehen, dass Heilung auf den verschiedenen Ebenen des Seins stets möglich ist.

Jedoch müssen wir dabei beachten, dass der Fortschritt der Heilung von den karmischen Bedingungen, mit denen die zu heilende Person verknüpft ist, laut den Gesetzen der Natur und den kosmischen Gesetzen abhängig ist. Daher ist der Weg der Heilung unserer Erdenschwestern und -brüder stets unterschiedlich, auch wenn die äußerlichen Erscheinungsbilder oft identisch erscheinen.

Licht-Affirmation:

Da Gott mich als sein absolutes Ebenbild geschaffen hat, lasse ich somit zu, dass sich mein göttliches Potential hier auf Erden in diesem irdischen Körper manifestieren darf! Ich nehme meine Rolle als Mitschöpfer Gottes dankend an und lade das Reich der Engel und Erzengel ein, mir bei diesem Lichtprozess behilflich zu sein! Danke, liebe Engel! Und so soll es sein! Und so soll es sein! Und so soll es sein!

Indem wir die Verbindung des irdischen Selbst mit unserem Heiligen Selbst stärken und intensivieren, erleichtern wir die Verbindung mit dem Reich der Engel. Um diese Verbindung zu erleichtern, ist es hilfreich, die 7 kosmischen Gesetze, denen die Wege und das Schicksal dieses Universums unterliegen, zu beleuchten.

> *»Wie groß ist die Würde der Seelen, dass eine jede von Geburt an zu ihrem Schutz einen Engel zugewiesen bekommen hat!«*
>
> Hl. Hieronymus

Die 7 kosmischen Gesetze

»Durch alle Zeiten ist der ewige Gedanke, und der Gedanke ist das Wort und das Wort ist die Tat. Und diese drei sind EINS im ewigen Gesetz und das Gesetz ist bei GOTT und das Gesetz ist GOTT. Und das Licht scheint in der Finsternis und die Finsternis verbirgt es nicht. Das Wort ist das eine lebensspendende Feuer, und durch sein Leuchten wird es zum Feuer und Licht in jeder Seele, die in die Welt tritt. Ich bin in der Welt und die Welt ist in mir und die Welt weiß es nicht. Ich komme zu meinem eigenen Hause und meine Freunde nehmen mich nicht auf. Doch allen, die aufnehmen und gehorchen, ist Macht gegeben, Kinder Gottes zu werden. Und das Wort ist Fleisch geworden und wohnet unter uns, und wir sahen dessen Heiligkeit voller Gnade. Sehet die Güte und die Wahrheit und die Schönheit GOTTES!«*

*Vorwort zum »Evangelium des vollkommenen Lebens, aus dem aramäischen Urtext ins Englische übersetzt und herausgegeben von G.J.R. Ouseley, deutsche Übersetzung von W.Zimmermann, Humata Vrlg. Harold S.Blume

Die 7 kosmischen Gesetze, auch als die sieben hermetischen Prinzipien bezeichnet, gehen auf die Lehren des großen Weisen und Meisters »Hermes Trismegisto – der dreifach Große – der dreifach Geweihte – der Gott der Götter und der Meister der Meister«, auch Thoth benannt (Thoth werden die Lehren der Magie, der hohen Kunst und Kultur im alten Ägypten zugeschrieben), zurück, welcher sie vor langen Zeiten auf den »Tabula Smaragdina«, den Smaragdtafeln, festhielt. Die Tafeln sind verschollen, aber die Weisheit wurde in den Hermetischen Schriften durch die Jahrtausende weitergetragen. Die sieben hermetischen Prinzipien sind wie folgt:

1. Das Prinzip der Mentalität – das Gesetz des Geistes

»Alles ist Geist«, die gesamte Schöpfung ist von dem EINEN Geist erschaffen und durchdrungen.

Die geschaffene Welt ging aus dem Geist des Schöpfers hervor. Geist kreierte Materie und beherrscht daher auch die Materie. Da wir alle EINS sind und in dem EINEN Geist zuzusagen »zu Hause« sind, bist du, als ein Teil Gottes, daher auch »Mitschöpfer« Gottes und manifestierst mit deinen Gedanken deine eigene Realität. Deine Bewusstseinsstufe und die Gedanken, die du aussendest, bestimmen dein Sein und gestalten deine persönliche Welt, dein Leben hier auf Erden.

Wenn du deinen Geist mit einem liebenden Herzen verknüpfst und dich so mit deinem Heiligen Selbst verbindest, dann wird sich deine schöpferische Kraft positiv manifestieren.

Die Stufen der Manifestation:

Zuerst empfängst du einen Impuls, der aus deiner irdischen Umgebung oder auch von deinem Heiligen Selbst kommen kann. Auf diesen Impuls folgt ein Gedanke, den du beachten kannst oder auch nicht. Falls dieser Gedanke genug Energie hat, wirst du ihm Aufmerksamkeit schenken und falls sich dieser Gedanke »gut anfühlt«, wirst du zur nächsten Stufe der Manifestation schreiten, die in den meisten Fällen das gesprochene Wort ist. Der letzte Schritt ist dann die Tat und somit hast du deine Gedanken als Mitschöpfer Gottes auf dieser Erde in der einen oder der anderen Form manifestiert.

Das »himmlische Rezept«, um ein schönes Leben auf unserem Planet Erde zu realisieren, ist, deine Gedanken, Worte und Taten, zu Tag und zu Nacht, rund um die Uhr auf den Heiligen Plan, der zur Heiligen Zeit in perfekter Harmonie ausgeführt wird, auszurichten und all deine Vorhaben dem Höheren Heiligen Willen Gottes – welcher natürlich mit deinem eigenen Heiligen Willen identisch ist – zu übergeben.

Ich schlage vor, dass eines der wichtigsten Gebete, um dich auf deinem Erdenwege als Mitschöpfer Gottes zu unterstützen, das folgende sein könnte:

Licht-Gebet:

»Bitte, lieber Vater/Mutter Gott, liebe Erzengel, schenkt mir Geduld und Vertrauen in den Heiligen Plan und gebt mir die Kraft, meine Vorhaben in perfekter Ausrichtung mit dem Heiligen Plan zu verwirklichen! Danke!«

2. Das Prinzip der Entsprechung – das Gesetz der Analogien – Spiegelgesetz

»Wie oben, so unten; wie unten, so oben.«

Dieses Prinzip, als ein universales Gesetz, findet allgemeine Anwendung auf allen Ebenen des Seins, des materiellen, mentalen und spirituellen Universums. Für alles Erschaffene gibt es eine Entsprechung auf einer anderen Ebene oder Dimension des Daseins, auch wenn wir uns dessen nicht bewusst sind. Du kannst das Kleine im Großen und das Große im Kleinen erkennen, auch das Prinzip des Mikro- und des Makrokosmos, das Holographische Prinzip genannt.

Wir benennen dieses Gesetz in moderneren Worten ausgedrückt als das Spiegelgesetz. Das ganze sichtbare und unsichtbare Universum spiegelt deine auch noch so verborgenen Gedanken, Wünsche und Gefühle wider. Gemäß deinem inneren Zustand erlebst du deine Außenwelt und umgekehrt fungiert die Außenwelt gemäß deiner Geisteshaltung als dein Spiegel. Änderst du deine Geisteshaltung, deine innere Einstellung zum Positiven, dann muss sich, den kosmischen Gesetzen zufolge, die Welt auch im Außen zum Positiven verändern. Das Verständnis dieses kosmischen Prinzips ermächtigt dich, die Gesetze des mentalen Universums zu erfassen und zu deinem Nutzen und Fortschritt anzuwenden. Um wirklichen Fortschritt in diesem Bereich deiner Selbsterkenntnis und Selbsterleuchtung zu erfahren, ist es unumgänglich, dich mit dem Inhalt deines Geistes, deiner Gedanken, deinem Gedankengut und Gedankenmustern vertraut zu machen. Erst wenn ich mir meiner zumeist ererbten Muster bewusst bin, kann ich diese auch bewusst loswerden, transformieren und meinen Geist heilen. Ich kann ein Geschenk erst dann verschenken, wenn ich es zuerst gekauft habe! Wenn in der christlichen Bibel von der Erbsünde gesprochen wird, sind damit, nach meinem Verständnis, das oder die Erbmuster gemeint, welche wir oft durch viele unserer Inkarnationen in unserem »psychischen Rucksack« mitschleppen. Diese tief liegenden Muster sind oft schon so fest mit unserer eigenen Psyche, unserem wahren Selbst, verschmolzen, dass man zwischen »mein und dein« nicht mehr bewusst unterscheiden kann und diese wie unsichtbare Tätowierungen mit sich herumträgt. Durch die Übung der Achtsamkeit lernst du den Inhalt deiner Gedankenwelt kennen und kannst so mit liebevoller Zuneigung zu den Schattenseiten – den ungeliebten Seiten deines Selbst – den Weg der Transformation, der Selbstheilung beschreiten. Bitte beachte:

»Worauf immer du deine Aufmerksamkeit richtest, davon wird es mehr!« Richtest du deine Aufmerksamkeit auf das Positive in deinem Leben, wird sich dieses fortan vervielfachen.
Richtest du deine Aufmerksamkeit auf die negativen Aspekte deines Lebens, werden auch diese sich fortan vervielfachen.

Das Universum – das Tao – ist neutral, es wartet darauf, von dir geformt zu werden, da du das Privileg hast, ein Mitschöpfer Gottes auf Erden zu sein. Gewiss liegt es in der Natur der Evolution, dass sich diese immerzu vorwärtsentwickelt und nicht rückwärtsgeht, auch wenn es manchmal den Anschein haben möge. Daher ist das Universum immer auf deiner Seite, will immer das Beste für dich, will, dass es dir gut geht, dies liegt in der Natur der Schöpfung. Darf ich dir folgendes Gebet auf deinem Erdenwege mitgeben:

Licht-Gebet:

»Liebe Erzengel, bitte lasset mich in Klarheit meine Geisteshaltung erkennen und seid mir behilflich, diese in Liebe anzunehmen, damit ich sie in Leichtigkeit und Freude zu einem positiven Gedankengut umwandeln kann. Ich danke euch von Herzen!«

3. Das Prinzip der Schwingung

»Nichts ruht – alles bewegt sich, alles schwingt.«

Dieses kosmische Gesetz beruht auf der Wahrheit, dass »alles in Bewegung ist«, »nichts stillsteht«, dass »alles schwingt«. Schon vor Tausenden von Jahren wurde davon gesprochen, wovon die heutige Wissenschaft redet, nämlich dass die Unterschiede der verschiedenen Ebenen des Seins zum Großteil auf abweichenden Schwingungsgraden beruhen.

Gott, die Urquelle, das ALL, welches pures Licht ist, hat die höchste Schwingung. Es schwingt mit so einer Schnelligkeit und Intensität, dass es sich vermeintlich im Stillstand zu befinden scheint. Je tiefer wir jedoch in die Materie eintauchen, desto mehr verlangsamt sich die Schwingungsrate. So wandern wir durch die Schwingungsgrade vom Äther hinunter in die schon niedrigere Schwingung der Luft, weiter hinunter zum Feuer, dann zum Wasser und schließlich zum Element Erde. Die Atome der Erde oder jegliche andere physische Materie schwingen so langsam, dass auch sie wieder im Stillstand zu sein scheinen. Wobei sich hier das schon oben besprochene Prinzip der Entsprechung »wie oben, so unten« bestätigt.

Und in diesem weiten Universum gibt es natürlich zwischen all den verschiedenen Ebenen der manifestierten Schöpfung, der rein geistigen, der spirituellen Ebene, der mentalen Ebene, der emotionalen und der materiellen Ebene auch Unterschiede im Schwingungsgrad. Jeglicher Zustand in diesem Universum hängt vom Schwingungsgrad ab. Wenn zum Beispiel dein Herz mit dem Gefühl der bedingungslosen Liebe schwingt, dann geht es in Resonanz mit all den anderen Menschen und fühlenden Wesen in diesem Universum, die sich auch auf diesem Schwingungsgrad befinden. Als spirituell erwachte Erdenwesen können wir unseren Schwingungsgrad mental erhöhen und steuern, was besonders gut gelingt, wenn wir unser mitfühlendes Herz bewusst in den Lichtprozess einschalten.

Bedingungslose Liebe ist und besitzt die höchste Schwingung und ist daher unser wichtigstes Werkzeug zur Transformation von »niedrig schwingender Energie«. Zum Beispiel können wir niedrig schwingende emotionale Energie, wie tiefe Trauer, mit einem lichtvollen Gedanken, der eine höhere Schwingung hat, »erheben« und dadurch verwandeln und so auch gleichzeitig »erleichtern«.

Wenn wir das Reich der Engel und Erzengel, die auf einer höheren Ebene des Seins residieren, kontaktieren wollen, dann erreichen wir dies, indem wir unsere eigene geistig/mentale Schwingung durch Gebet oder Meditation, in welcher Form es gerade für dich passend scheint, in Einklang mit der Schwingungsfrequenz des Reiches der Engel bringen. Mehr über diesen Punkt erfährst du etwas später im Kapitel »Einstellung auf die Lichtschwingung der Erzengel«.

Eines unserer wichtigsten Ziele auf unserem Weg zur Selbsterkenntnis und folgenden Selbsterleuchtung ist, Meister über unsere mentalen Schwingungen zu werden. Zu diesem Zweck darf ich dir folgendes Licht-Gebet vorschlagen:

Licht-Gebet:

»Ich bitte euch, liebe Erzengel, mir zu helfen, meinen Geist zu öffnen und mit der höchsten Schwingung, der der unendlichen, bedingungslosen Liebe, für alle Ewigkeiten, durch alle Zeiten und Dimensionen, zu verbinden. Ich danke euch von Herzen für euren Liebesdienst.«

4. Das Prinzip der Polarität

»Alles ist zweifach, alles besitzt Pole; alles hat ein Paar von Gegensätzen.«

Alles besitzt einen »Süd- und einen Nordpol«, alles besitzt Yin- und Yang-Aspekte. Und doch sind in Wahrheit Gleich und Ungleich dasselbe und scheinbare Gegensätze ihrem Wesen nach identisch; da alles aus dem EINS geboren wurde, ist alles auch in Wahrheit EINS.

In Liebe löst sich die Dualität, welcher die Polarität zu Grunde liegt, auf!

Dieses kosmische Gesetz enthält die Wahrheit, dass alles »zwei Pole hat« und alles »zweifach ist« und dass »alles seine zwei Gegensätze oder entgegengesetzte Aspekte hat«, und erklärt das folgende Paradoxon: Nämlich, dass Gegensätze in Wirklichkeit nur die zwei Seiten/Extreme derselben Sache sind, mit vielen verschiedenen »Schwingungsgraden oder -stufen« zwischen den beiden vermeintlichen Gegensätzen.

Und erklärt uns weiterhin, dass jedes Paar von Gegensätzen in Übereinstimmung gebracht werden kann. Hier einige Fallbeispiele: Die beiden entgegengesetzten Pole »Hitze und Kälte« beschreiben in Wahrheit einen Zustand von differenzierten Schwingungsgraden des Zustandes »der Wärme«. »Sehr warm« empfindest du als Hitze, »sehr kühl« empfindest du als »Kälte«. Das gleiche Prinzip offenbart sich auch im Falle von »Licht und Dunkelheit«, sie werden als Polarität empfunden, sind aber in Wirklichkeit nur Grade der Abwesenheit oder Anwesenheit der »Sichtbarkeit des Lichts«, das grundsätzlich stets im gleichen Grad vorhanden ist.

Die verschieden Grade zwischen den zwei Polen der Erscheinung zeigen sich auch in den folgenden »vermeintlichen Polarisationen«: »hoch und tief«, »laut und leise«, »schwach und stark«, »scharf und stumpf«, »hart und weich«, »süß und sauer«, »groß und klein«, »schwarz und weiß« etc.

Das gleichartige Prinzip regiert natürlich auf der mentalen und emotionalen Ebene des Seins. Lass uns den Fall von »Liebe versus Hass« beleuchten. Wir alle haben schon einmal von dem Begriff »Hassliebe« gehört, der an und für sich die metaphysische Wahrheit, dass die beiden Zustände nur Grade eines bestimmten Seinszustandes sind, schon in sich birgt. Wann wird aus Liebe Hass? Beide Zustände sind auf unserer menschlichen Ebene verschiedene Grade von – im Falle der Liebe – positiver Aufmerksamkeit einem anderen Menschen gegenüber – oder negativer Aufmerksamkeit im Falle des Hasses. In beiden Fällen verbindet die beiden Parteien eine starke, emotional geladene Aufmerksamkeit, die entweder eine niedrige Schwingung – Hass – oder eine hohe Schwingung zeigt – die Liebe. Wichtig jedoch ist an diesem Beispiel, dass wir die Möglichkeit haben, auch eine starke negative Emotion wie Hass in Liebe umzuwandeln, dies ist die wirkliche Kunst der mentalen Alchemie, den dunklen »Rost« des Hasses in das »Gold« der Liebe zu transformieren.

Wie kann ich das erreichen: Indem ich meine Schwingungen mental erhöhe und meinen Geist, meine Gedanken auf die Energien der Liebe einstelle. Sobald ich diese Vorgangsweise lange genug übe, wird sich auch dieses Paradoxon in Einklang bringen lassen.

Und zum Abschluss: »Gut und Böse« sind auch nur die Pole derselben Sache. Der eine Pol ist »mit positiven Schwingungen besetzt«, der andere Pol ist »mit negativen Schwingungen besetzt«. Auch in diesem Fall kann die Kraft der bedingungslosen Liebe alle anderen Kräfte transzendieren. Wir dürfen folgendes Licht-Gebet an das Reich der Engel richten:

Licht-Gebet:

»Liebe Erzengel, bitte helft mir, meinen Geist auf die reine Kraft der Liebe zu zentrieren, nicht zu wanken und weder nach rechts noch nach links zu sehen! Danke für euren Liebesdienst!«

5. Das Prinzip des Rhythmus

»Alles fließt aus und ein; alles hat seine Gezeiten; alles hebt sich und fällt, der Schwung des Pendels äußert sich in allem; der Ausschlag des Pendels nach rechts ist das Maß für den Ausschlag nach links; Rhythmus gleicht aus.«

Alles im Universum folgt gemäß dem Heiligen Plan einem präzisen Takt. Das Prinzip des Rhythmus ist eng mit dem Prinzip der Polarität verbunden, da Rhythmus sich zwischen den beiden Polen manifestiert, die zuerst durch das Prinzip der Polarisation aufgebaut wurden. Das ganze Universum ist diesem Prinzip unterworfen: »Auf jede Aktion folgt eine Reaktion.«

Der Tag folgt rhythmisch auf die Nacht und die Nacht auf den Tag, das Pendel schwingt; die Ebbe folgt auf die Flut und die Flut wiederum auf die Ebbe, und im universalen Rhythmus folgt der Sommer auf den Winter und so weiter, der Tod folgt der Geburt, dem Tod folgt die Auferstehung/Reinkarnation und eine weitere Geburt. Welten werden erschaffen und zerstört. Wir erleben den Aufstieg und Abstieg von Nationen.

Auch Religionen, Sitten, Gebräuche und Philosophien erleben eine Geburt, wachsen und gedeihen, dann »vergehen« sie, um in einer anderen Form wieder »zum Leben – zum Ausdruck« erweckt zu werden.

»Rhythmus gleicht aus« – im gleichen Maß, wie ein Pendel nach rechts schwingt, so muss es auch nach links schwingen. Das Gesetz der Kompensation besagt, dass das Ausmaß des Schwungs in eine Richtung auch das Ausmaß des Schwungs in die andere Richtung, oder dem entgegengesetzten Pol bestimmt; somit hält das eine dem anderen das Gleichgewicht! Auf der physischen Ebene finden wir viele Beispiele für dieses kosmische Gesetz: Die Gezeiten gleichen sich aus, ebenso wie die Jahreszeiten usw.

Doch wirkt dieses Prinzip natürlich auch auf den mentalen und emotionalen Ebenen des menschlichen Seins: Ein Erdenbürger, der große Freude verspüren kann, wird im gleichem Maße großen Schmerz verspüren können. Ebenso ist jemand, der nur geringes Leiden empfindet, nur zum Empfang geringer Freuden fähig.

In jedem Menschen ist somit die Fähigkeit, Schmerz oder Freude zu empfinden, ausgeglichen, was das Gesetz der Kompensation in Aktion zeigt und somit Beispiel und Beweis zugleich ist. Doch ist es unser aller Ziel, auf dem Weg der Selbstheilung den »weit ausholenden Schwingungen«, die zu Gemütsschwankungen und mentalen Problemen (bi-polar, manisch-depressiv) führen können, durch »aktive Neutralisation« zu entgehen. Um dies zu bewerkstelligen, ist es notwendig, dass du dich mental auf die höhere, neutrale Ebene des Seins einstellst, indem du dich bewusst mit deinem Heiligen Höheren Selbst und dem Heiligen Willen Gottes (der identisch mit deinem eigenen Heiligen Willen ist) verbindest.

Dieser Akt eröffnet dir zugleich die Verbindung mit den heilenden Energien der Engel und Erzengel und wird dir fortan als Quell unendlicher, bedingungsloser Liebe, welche alle Polarisation auflösen kann, neutrale Lebensenergie spenden. Verwende deinen freien Willen und erhebe dich, mit Hilfe des Reiches der Engel, über die ungesunden Fluktuationen deines Geistes und deines Gemüts. Übung macht natürlich den Meister und zu diesem Zwecke bitten wir die Himmelsboten um folgende Unterstützung:

Licht-Gebet:
»Danke, liebe Engel, für eure liebevolle Unterstützung, welche mich in perfekter innerer und äußerer Balance hält und es mir ermöglicht, mein Leben im göttlichen Rhythmus der Liebe zu leben!«

6. Das Prinzip von Ursache und Wirkung – Karma

»Jede Ursache hat ihre Wirkung; jede Wirkung hat ihre Ursache; alles geschieht gesetzmäßig: Zufall ist nur ein Name für ein unerkanntes Gesetz, es gibt viele Ebenen der Ursachen, aber nichts entgeht dem Gesetz.«

Dieses Gesetz erklärt, dass es in diesem Universum keine Zufälle gibt und alles gemäß dem Heiligen Plan, der präzise nach dem Gesetz von Ursache und Wirkung verläuft, passiert. Wir verstehen dieses Gesetz unter dem Begriff Karma: Jeder Aktion folgt eine Reaktion, jede Ursache manifestiert eine Wirkung und jede Wirkung folgt auf eine bestimmte Ursache. Da dieses Gesetz auf allen Ebenen des Seins durch alle ewigen Zeiten und Dimensionen operiert, kann man hier nicht einfach von »gutem und schlechtem Karma« sprechen, das sich vielmehr als »eine Art von Bestrafung durch Gott oder das Universum« anfühlt. Dem ist sicher nicht so, auch wenn der Lauf der Dinge auf der irdischen Ebene oft sehr schmerzvoll und für uns unverständlich ist.

Falls wir den kompletten Göttlichen Plan, der »Perfektion in Aktion« ist, zu unserer Betrachtung vor Augen hätten, würden wir die kosmische Wahrheit erkennen, die besagt, dass keine Energie auf dieser Erde je eine Verschwendung ist und dass unser Leiden, sehr wohl einen Sinn hat – keine Tränen wurde je umsonst vergossen.

Auch irdisches »Glück« ist diesem kosmischen Gesetz unterworfen. Glück kommt nicht von ungefähr von irgendwo einhergeflattert, auch wenn es den Anschein hat, sondern ein »glückliches Ereignis« oder ein »glücklicher Nicht-Zufall« ist ein Konglomerat von positiven Energien, die du, irgendwann einmal, vielleicht sogar in grauer Vorzeit, bewusst oder unbewusst manifestiert hast. Genauer gesagt, du hast dir dein Glück in der eine Form oder der anderen erarbeitet!

(Teilen wir das Wort Zufall, erhalten wir »zu fall(en)«, also es fällt dir etwas zu!) Stelle dir den Heiligen Plan als »kosmisches Puzzle« vor, das auf vielen Ebenen und durch alle Zeiten und Ewigkeiten zugleich existiert. Wir Erdenbürger jedoch leben in einer 3-dimensionalen Realität und unser Einblick in die Vollkommenheit des Heiligen Planes ist daher auf einige wenige Puzzle-Teile, die wir in unserem Umfeld wahrnehmen können, beschränkt.

Doch brauchen wir in dem vermeintlichen »Chaos« dieses Erdenlebens, in dem wir des Öfteren orientierungslos den Wellen der Ursache und der Wirkung ausgeliefert sind, nicht hilflos untergehen. Die gute Nachricht ist, dass Mittel und Wege existieren, »dem Rad des Karmas« zu entkommen, indem du dich mental, aber doch von ganzem Herzen, mit deinem Heiligen Selbst verbindest und dich von dessen höherer Weisheit lenken und führen lässt.

Je mehr die Inspirationen, auf die deine Aktionen folgen, aus den höheren Ebenen des Seins hervorgehen und du lernst, diesen zu vertrauen, desto weniger wirst du dich den irdischen Zwängen anderer unterwerfen; mögen diese Zwänge nun dem Kreise deiner engsten Familie, deiner Freunde, deinen Arbeitsverhältnissen oder deinem Kulturkreis entspringen. Richte dein Augenmerk weg davon, »warum und wieso« andere dir dies und das »antun«, sondern sei achtsam auf deine eigenen Reaktionen zum Geschehen. Denn es wird dir nie möglich, die Aktionen von Personen oder das Auftreten verschiedener Zuständen zu kontrollieren, sehr wohl aber kannst du deine Reaktionen bewusst steuern. Um dieses, nicht gerade leichte, Unterfangen zu bewerkstelligen, ist es zugleich dringend notwendig, den ernsthaften Versuch zu starten, »Herr deiner irdischen Gedanken« zu werden und somit geistigen Frieden und Stille zu finden, damit du die Inspirationen deines weisen Heiligen Selbst auch »hören« und erfassen kannst. Wenn deine Gedanken so gut wie möglich gezügelt, deine mentale Welt »cool« und harmonisch und dein Herz liebevoll versorgt ist, dann hast du die idealen Voraussetzungen geschaffen, um von jetzt an nicht mehr wahllos auf Einflüsse, die von außen an dich herangetragen werden, zu reagieren. Du hast das Ruder zum Boot deines Erdenlebens nun selbst in der Hand und steuerst zielstrebig deinen eigenen Kurs ins Licht an. Kurz gesagt: »Du lebst ein selbstbestimmtes Leben« im Einklang mit dem Heiligen Plan. Oder wie Meister Shakespeare schon gesagt hat, »Das ganze Leben ist eine Bühne!« Nach diesem Motto nimm die Zügel in die Hand, spiele das Spiel des Lebens und habe Freude und auch Spaß damit, Mitschöpfer Gottes hier auf Erden sein zu dürfen! Zu diesem Zwecke bist du eingeladen, das Reich der Engel zu bitten, dir zu helfen:

Licht-Gebet:

»Liebe Engel, helft mir, mich vom Rad des Karmas zu befreien, indem ihr mir eure Unterstützung leiht, meine Gedankenwelt in Ordnung zu bringen und auf Licht, Wahrheit und Liebe zu fokussieren. Ich danke euch von Herzen!«

7. Das Prinzip des Geschlechts

»Geschlecht ist in allem; alles hat sein männliches und sein weibliches Prinzip in sich; Geschlecht offenbart sich auf allen Ebenen des Seins.«

In diesem kosmischen Gesetz ist die Wahrheit enthalten, dass sich in allem das Geschlecht offenbart, von den höchsten Ebenen des Seins bis zu den niedrigeren, physischen Ebenen der Schöpfung. Im ganzen Kosmos wirken in allem die Kräfte von Vater und Mutter Gott, dem weiblichen und dem männlichen Prinzip. Auf der physischen Ebene enthüllt sich dieses Gesetz in dem Prinzip der Sexualität und besagt, dass in jeder Kreatur Gottes das weibliche und das männliche Prinzip enthalten sind.

Bei der Gattung der farbenfrohen, tropischen Lippfische kommt es sogar im Laufe ihres Lebens zu einem Geschlechtswechsel. Mit dem Begriff Hermaphrodit (griechisch von Hermes und Aphrodite) oder Zwittertum werden Lebewesen bezeichnet, die sowohl männliche als auch weibliche Keimzellen ausbilden und daher auch beide Geschlechtsausprägungen vorweisen. Hermaphroditismus zeigt sich in all den Reichen Gottes. Im Reich der Pflanzen zum Beispiel bei Farnen und Moosen. Im Reich der Tiere bei Regenwürmern, Nesseltieren und unter den Schnecken weist auch die Landlungenschnecke diese Eigenschaft auf. Auch in der Humanmedizin finden wir dieses Prinzip bewiesen, im Falle des menschlichen »Zwitter oder Hermaphrodit, zwei-geschlechtliches Wesen«, der sowohl männliche als auch weibliche Geschlechtsmerkmale aufweist. Im Evangelium nach Thomas finden wir folgende Aussage Jesu: »Wenn du die zwei zu EINS machst, wenn du das Außen dem Inneren gleichst und dem Inneren das Äußere und dem Oben das Unten, und wenn du das Weibliche zu dem EINEN machst, sodass weder das Männliche männlich ist noch das Weibliche weiblich, dann wirst du in das Himmelreich eintreten.«

In den überlieferten buddhistischen Schriften entdecken wir in einem der Sutras (aus dem Sanskrit, Faden, Kette) diesen Lehrsatz: »Parambrahma (Geist oder Gott) ist ewig, vollkommen, ohne Anfang und ohne Ende. Er ist das unteilbare Wesen.«

In der Bhagavat Gita, (Gita, Sanskrit für Lied, Gedicht; Bhagavat Herr, Gott, »der Gesang Gottes«) einer der zentralen Schriften des Hinduismus, können wir diesen Glaubenssatz auffinden: »Er ist der Unteilbare und der EINE. Aber er scheint sich selbst in Gestalten und Geschöpfe zu zerteilen und tritt in all den gesonderten Wesen in Erscheinung.

Alle Dinge werden ewig von Ihm geboren, in seiner Ewigkeit aufrechterhalten und ewig zurückgenommen in Seine Einheit. Er ist das Licht aller Lichter, strahlend jenseits aller Finsternis unserer Unwissenheit. Er ist die Erkenntnis und zugleich das Ziel des Wissens. Er wohnt im Herzen aller.«

Wir sehen an den oben angegebenen Beispielen, dass sich die universelle Wahrheit dieses kosmischen Gesetzes durch alle Kulturen und Religionen bewahrheitet.

Licht = Bedingungslose Liebe = Vater-, Mutter - Gott = Licht

Das ALL manifestiert sich als LIEBE und in LIEBE löst sich die Dualität AUF! Auch du verkörperst diese Wahrheit. Versuche die männlichen und weiblichen Aspekte deines Selbst zu erforschen, in Liebe anzunehmen und damit zu heilen und ins Gleichgewicht zu bringen. Finde deine »goldene Mitte« und sei EINS. Das Reich der Engel wird dich bei diesem Vorhaben bestärken:

Licht-Gebet:

»Liebe Erzengel, ich lade euch ein, mich in meine goldene Mitte zu geleiten und mein Erden-Dasein in dem Zustand des inneren und äußeren Gleichgewichts zu leben. Ich danke euch dafür von Herzen.«

»Jeder Mensch hat einen Engel.
Er gibt Halt inmitten einer unsichtbaren Welt.
Er kämpft für uns, wenn andere gegen uns kämpfen,
aber auch wenn wir im Kampf gegen uns selber liegen.«

Pater Anselm Grün*

*www.sevillana.de/weise-welt/himmlisches.htm

Teil II:
Verbindung mit dem Reich der Engel

Heilkraft aus dem Kosmos: Die Erzengel – Lichtheiler Gottes

Als Geschenk Gottes stehen uns die heilenden Kräfte der Erzengel jederzeit zur Verfügung. Kein Wunsch oder Leiden ist zu klein oder zu groß, um an die Erzengel herangetragen zu werden. Alles, was wir dazu brauchen, ist, unser Herz in Dankbarkeit zu öffnen und uns wahrhaft und aufrichtig mit den Engeln zu verbinden. Das Element der Luft verbindet uns mit den himmlischen Gefährten, daher ist es unser Heiliger Atem, welcher diese Energieverbindung ermöglicht.

Jeder der verschiedenen Erzengel manifestiert einen anderen Aspekt Gottes und schöpft aus der Urquelle des Seins, das reine Liebe ist, die Energie für seine Heiltätigkeit. Die Heilkräfte der Erzengel wirken sich nicht nur auf den Geist und die Seele wie beruhigender Balsam aus, sondern fokussieren sich auch auf die einzelnen Chakren im menschlichen Körper. So wie die Chakren göttliches Licht in den grobstofflichen und feinstofflichen Körper transportieren, so bringen auch die Erzengel das göttliche Licht in unser Energiefeld und beliefern uns dadurch mit Heilkraft aus dem Kosmos. Da die Chakren die Organe mit Energie speisen, sind die Erzengel somit auch für die Genesung der menschlichen Organe und der damit zusammenhängenden Körpersysteme zuständig, wie du aus der folgenden Liste entnehmen kannst. (Die Zuordnung der Organe zu den relevanten Chakren wird im Kapitel »Chakren« weitergehend behandelt.) Es folgt eine Aufstellung der Erzengel, die uns ihre heilsame Energie schenken, zusammen mit einer Lichtbotschaft und einem Lichtgebet des jeweiligen Erzengels. Bitte nimm dir ein wenig Zeit, um dich bewusst mit jedem der Erzengel geistig und von Herzen zu verbinden!

Das Licht des Erzengel Zadkiel

Heiliger Name: Zadkiel kommt aus dem Hebräischen und bedeutet »Wohlwollen Gottes«.
Licht-Botschaft an die Menschheit: »Alles Alte, was nicht Liebe ist, darf sich nun in Licht, Liebe und Freiheit verwandeln! Ihr seid das LICHT!«
Wacht über: das Kronenchakra
Zugeordnete Heilkristalle: Amethyst, Selenit, Sugilith

Lichtgebet an den Erzengel Zadkiel:

»Erzengel Zadkiel, ich bitte dich von Herzen, mir zu helfen, die Lichtverbindung mit meinem Höheren Selbst zu erschließen und auszubauen, damit sich die Anerkennung und weitere Vereinigung mit der mir innewohnenden, göttlichen Kraft stärken und festigen kann. Ich danke dir!«

Das Licht des Erzengel Raziel

Heiliger Name: Raziel kommt aus dem Hebräischen und bedeutet » Gottes Geheimnis«.
Licht-Botschaft an die Menschheit:
»Das goldene Zeitalter ist gekommen, die Zeit ist nun reif, alte Schwüre, Pakte und Versprechungen loszulassen. Seid frei und möge eure innere und äußere Sicht klar und rein sein!
Wacht über: das Dritte Auge
Zugeordnete Heilkristalle: Lapislazuli, Saphir, blauer Calcit, Sodalith

Lichtgebet an den Erzengel Raziel:

»Erzengel Raziel, ich bitte dich von Herzen, meinen Geist zu öffnen, um mir ehrlichen Einblick in die Machenschaften meines Selbst zu gewähren und zu ermöglichen, die göttliche Wahrheit auf allen Ebenen des Seins zu erkennen. Ich danke dir!«

Das Licht des Erzengel Michael

Heiliger Name: »Einer, der wie Gott ist« auch »Stellvertreter Gottes«
Licht-Botschaft an die Menschheit:
»Ich bringe Licht, Liebe und Wahrheit in euer Leben. Ich beschütze euch allezeit und vermittle die Allmacht Gottes!«
Wacht über: das Kehlkopfchakra
Zugeordnete Heilkristalle: Aquamarin, Türkis, Chrysokoll, Blauband-Chalcedon

Lichtgebet an den Erzengel Michael:

»Erzengel Michael, ich bitte dich von Herzen, dass ich meine göttliche Wahrheit erkennen möge, und mir die Kraft zu geben, diese in meinem Leben tatkräftig und liebevoll gegenüber der gesamten Schöpfung und mir selbst zu verwirklichen. Ich danke dir!«

Das Licht des Erzengel Raphael

Heiliger Name: Kommt aus dem Hebräischen und bedeutet »Gott heilt«.
Licht-Botschaft an die Menschheit:
»Es gibt nur eine wirkliche Kraft, die allmächtige Kraft der Liebe! Ich schenke euch Heilung, des Körpers, der Emotionen, des

Geistes und der Seele und spende euch Harmonie auf eurem Erdenwege!«
Wacht über: das Herzchakra
Zugeordnete Heilkristalle: Malachit, Moosachat, Peridot

Lichtgebet an den Erzengel Raphael:

»Erzengel Raphael, ich bitte dich von Herzen, mir bei der Heilung meines Selbst beizustehen und mir die Kraft der göttlichen Liebe jede Sekunde meines Lebens, in allen Lebenslagen, zu vergegenwärtigen. Ich danke dir!«

Das Licht des Erzengel Chamuel

Heiliger Name: im Lateinischen Camael, bedeutet »Er, der Gott sieht«
Licht-Botschaft an die Menschheit:
»Ich bringe euch, im Namen Gottes, bedingungslose Liebe für euer Selbst und euer inneres Kind. Scham, Schuld, Missbrauch und Gewalt verwandeln sich durch diese allmächtige Gabe in Vergebung, Mitgefühl und göttliche Gnade. Der Balsam der reinen Liebe darf eure Herzen erfreuen!«
Wacht über: Herzchakra, das innere Kind und unsere Selbstliebe
Zugeordneter Heilkristall: Rosenquarz, rosa Turmalin

Lichtgebet an den Erzengel Chamuel:

»Erzengel Chamuel, ich bitte dich von Herzen, dich meines inneren Kindes/innerer Kinder und meines Selbst in deiner allheilenden, lichtvollen, elterlichen Liebe anzunehmen und meine bewussten und unbewussten aufgestauten Emotionen zu lösen, zu heilen und in Lebensfreude für mein irdisches Dasein umzuwandeln. Ich danke dir!«

Das Licht des Erzengel Jophiel

Heiliger Name: Kommt aus dem Hebräischen und bedeutet» Schönheit Gottes«
Licht-Botschaft an die Menschheit:
»Ich bringe euch Sonnenstrahlen aus dem Herzen Gottes, welche euren Alltag erhellen. Ich bringe euch göttliche Inspiration und den Mut, die Kraft und die Ausdauer, diese auf Erden zu manifestierten!«
Wacht über: das Solarplexuschakra
Zugeordnete Heilkristalle: Bernstein, gelber Jaspis, Tigerauge, Goldtopas

Lichtgebet an den Erzengel Jophiel:
»Erzengel Jophiel, ich bitte dich von Herzen, alle Ängste aus meinem Solarplexus zu verbannen, damit ich meine Rolle als Schöpferwesen an der Seite Gottes annehmen, ausführen und mich dessen erfreuen kann. Ich danke dir!«

Das Licht des Erzengel Gabriel

Heiliger Name: aus dem Hebräischen (Gavri-El), bedeutet »Mann/Kraft/Held Gottes«
Licht-Botschaft an die Menschheit:
»Ich verkünde euch eine neue Epoche der Kommunikation durch Liebe, Einfühlungsvermögen und Verständnis. Das alte Paradigma der Angst und der Schmerzen wird durch das neue Paradigma des Lichtes und der Liebe ersetzt. Vertraut der Stimme eures Herzens und verkündet die Botschaft der Liebe!«
Wacht über: das Sakralchakra
Zugeordnete Heilkristalle: Roter Karneol, orangefarbener Calcit, Mondstein, Citrin

Lichtgebet an den Erzengel Gabriel:

»Erzengel Gabriel, ich bitte dich von Herzen, mir Vertrauen in meine göttliche Kraft zu schenken und meinen Erdenweg mit deinem himmlischen Licht zu erleuchten. Ich danke dir!«

Das Licht des Erzengel Uriel:

Heiliger Name: Kommt aus dem Hebräischen und bedeutet »das Licht Gottes« oder auch »Mein Licht ist Gott«.
Himmlische Botschaft:
»Ich bringe euch das Feuer der göttlichen Liebe, welches die Kraft hat, eure Ängste, eure Wut, eure Konflikte und eure Ohnmacht in Kraft, Liebe, Harmonie und innere Stärke zu transformieren! Ich schenke euch die Freiheit, ein Leben in Liebe und Harmonie zu führen!«
Wacht über: das Wurzelchakra
Zugeordnete Heilkristalle: Rubin, Granat, Hämatit, schwarzer Turmalin

Lichtgebet an den Erzengel Uriel:

»Erzengel Uriel, ich bitte dich von Herzen, dein göttliches Feuer in mir zu entfachen, und übergebe alles, was nicht Liebe ist, zur Wiederherstellung der göttlichen Ordnung und Harmonie in deine himmlische Obhut. Ich danke dir!«

»Sie kommen immer durch den aufgebrochenen Himmel,
die friedlichen Schwingen ausgebreitet,
und ihre Musik schwebt über der müden Welt!«

William Shakespeare

Die drei Lichtsäulen der Erzengel-Energiearbeit

Die drei Lichtsäulen der Erzengel-Energiearbeit sind die folgenden:
1. Licht-Verbindung mit der Erde und den Elementarwesen
2. Energetischer Lichtschutz für dein Energiefeld/Aura
3. Einstimmung auf die Lichtschwingung der Erzengel

1. Liebevolle Licht-Verbindung mit unserer Mutter Erde und den Elementarwesen

Eine Frage des Gleichgewichts

Erinnern wir uns kurz an das hermetische Prinzip der Entsprechung, das besagt: »Wie oben, so unten.« Die Folgeleistung dieses kosmischen Gesetzes ist überaus bedeutend, wenn es darum geht, uns als Erdenbürger mit einer Gruppe von Lichtwesen, in diesem Fall dem Reich der Engel und Erzengel, die auf einer weit höheren Schwingungsfrequenz als der unseren existieren, verbinden zu wollen. Es ist von größter Bedeutsamkeit zu beachten, dass dem Sinn des Gesetzes der Entsprechung nach wir nur dann »hoch hinaufkönnen«, wenn wir zur gleichen Zeit auch »entsprechend in die Tiefe gehen«. Das besagt, dass unsere Verbindung »nach unten« zu unserer Mutter Erde und ihren Elementarwesen ebenso stark sein sollte, wie es unsere spirituelle Verbindung zu Gott und dem Reich der Engel,

Lichtwesen und aufgestiegenen Meister »nach oben« ist. Ich kann nur im gleichen Maß »mit dem Himmel« verbunden sein, wie ich mit »der Erde« verbunden bin! Eine Wahrheit, die oft übersehen und selten weitergeleitet wird, da es natürlich viel mehr Spaß macht, sich mit den »höheren Dimensionen« zu befassen, als seine Aufmerksamkeit den »niederen Ebenen der physischen Realität hier auf Erden« zu schenken. Doch kann es durchwegs der Gesundheit auf allen Ebenen des Seins schaden, diesem kosmischen Gesetz keine Beachtung zu schenken. Denn wenn ich mich zu sehr auf »luftige Höhen schwinge« und dabei nicht gleichsam »gut geerdet« bin, dann werde ich energetisch »abheben« und dann jede noch so geringe Erdung, die noch vorhanden war, verlieren. Wir dürfen in dieser Thematik auch in Betracht ziehen, dass die Seele auf ihrer Erdenreise sich des Öfteren, vor allen in schwierigen Lebenssituationen, zurück »nach Hause« sehnt und so ein unbewusster »Todeswunsch« entsteht, der oft sehr stark sein kann. Entweder sind Anteile der Seele in diesem Fall noch nicht inkarniert oder Seelenanteile haben sich auf Grund von traumatischen Erlebnissen abgesondert und weigern sich, sich zu integrieren.

Erinnere dich bitte oft daran, dass du ein Lichtwesen bist, das in einen physischen Körper inkarniert ist und sich seinen Geist, seine Emotionen und seinen Körper als Werkzeuge zur Selbsterfahrung geschaffen hat. Und als solches Lichtwesen bist du unsterblich! Wenn du dir manchmal denkst, »Ich habe das Gefühl, dass ich nicht komplett bin« oder du das Gefühl hast, dass Anteile des Selbst dich in deinem Erdenleben boykottieren, dann darf ich dir die folgende Licht-Einladung anbieten:

Licht-Einladung:

»Liebe Seelenanteile! Ich öffne mein Herz und lade euch herzlich ein, wieder zu mir in die Heilige Gegenwart meines Seins zurückzukehren!
Ich bitte Erzengel Michael, euch zu beschützen. Ihr seid in Sicherheit und ich bedanke mich für eure Kooperation! Willkommen an Bord, wir ziehen nun gemeinsam an einem Strang! Wir werden vereinigt, diesen Erdenweg in Liebe, Freude und Vertrauen auf die Lichtkraft der Engel und die lichtvolle Energie unserer eigenen unsterblichen Seele weiter zu beschreiten!
Ich danke euch von Herzen, liebe Seelenanteile, dass ihr euren Weg nach Hause gefunden habt. Ich liebe euch und danke Erzengel Michael für seinen Schutz!«

Der Fluss der Dinge

Wir leben in einem Zeitalter, in dem der Intellekt über der Kraft der Intuition regiert, der Verstand über das Herz gebietet. So sind wir in diesen »modernen Zeiten« oft durchwegs von mentalen Mustern beherrscht, die uns häufig fernab jeglicher Realität in die luftigen Sphären der materialistischen Fantasiewelt transportieren.

Wir sind vorwiegend permanent vom Boden abgehoben, haben unsere Erdung verloren und vor allem zumeist vergessen, dass es unsere eigenen Seelenkräfte, verbunden mit unserem Heiligen Höheren Selbst sind, die die wahre Quelle der persönlichen Heilung und Harmonie in unserem Sein herstellen! Auch die Art und Weise, in der wir an unsere spirituelle Entwicklung herangehen, kann zu »einer Quelle des Abhebens« werden. Eine vorwärtsschreitende spirituelle Entwicklung ist nur dann gegeben, wenn sich das Herz mehr und mehr öffnet und lernt, Liebe anzunehmen und Liebe bedingungslos zu geben. Dem offenen Herzen werden die spirituellen Gaben des Heilens, der Hellsichtigkeit etc. von Gott mittels des Höheren Selbst als Geschenk dargebracht.

Daher eine kleine Warnung: Energien, die durch diverse Meditationstechniken, Lichtreisen, Atemübungen und andere Methoden »von oben« aus dem Kosmos in den Körper strömen, suchen automatisch im steten Fluss der Dinge ihren Weg »nach unten« hinab in unsere Mutter Erde, doch ist dieser Weg blockiert oder auch die Erdung nicht oder nur ungenügend vorhanden, wird das ganze menschliche Energie-System instabil. Dieser Zustand der »Kopflastigkeit«, des Zu-sehr-im-»höheren Geist-innewohnen«-Wollens, kann in manchen extremen Fällen auf der mentalen Ebene zu Zuständen der Verwirrung, zu Angstausbrüchen, zu Verfolgungswahn und anderen nervösen Krankheitsbildern führen. Wenn wir diesen Symptomen auf der mentalen Ebene keine Beachtung schenken, dann »verdichtet« sich die Energie und geht auf die physische Ebene über. Auf der physischen Ebene kann sich dann dieser Zustand durch Kopfschmerzen, Zittern, Übelkeit und Gleichgewichtsstörungen bemerkbar machen. In allen Fällen wird aber dein Heiliges Höheres Selbst versuchen, dich vermehrt auf diese Situation aufmerksam zu machen. Es werden zuerst mentale Zeichen gesetzt, um dich an deine Erdung zu erinnern. Falls du diese ignorierst, muss das Schicksal seinen Lauf nehmen und die Energien sich auf die nächst niedere Schwingung begeben. Wie man im Volksmund zu sagen pflegt, »Wer nicht hören will, muss fühlen«.

Wenn dir bei der Aufzählung der folgenden Gefühle und Gedankengänge einige bekannt vorkommen, dann schenke diesem Thema bitte dein positives Augenmerk:

- das Gefühl, auf »Wolken zu gehen«
- das Gefühl, »Ich bin planlos«

- das Gefühl, »Ich habe keinen Boden mehr unter meinen Füßen«
- das Gefühl, »Ich gehe gleich in die Luft«
- das Gefühl, »Ich habe meine Mitte verloren«
- das Gefühl, »Ich kann mich selber nicht spüren«
- das Gefühl, »Ich stehe daneben«

In meiner fast fünfundzwanzigjährigen Praxis habe ich befunden, dass das Nichtvorhandensein der Erdung der spirituellen Aspiranten eines der größten Hindernisse zu einem balancierten, erfüllten Erdendasein darstellt. (Von zehn wunderbaren Erdenengeln sind in der Regel acht davon nicht gut geerdet. Eine hohe Ziffer, die zum Nachdenken anregen darf!)

Je besser wir geerdet sind, desto mehr steigt die Chance, dass wir uns im Großen und Ganzen hier auf diesem Planeten zu Hause fühlen und mit unserem Los zufrieden sind.

Wir beginnen zu genießen, was Mutter Erde zu bieten hat, sind ihr in Dankbarkeit verbunden und schöpfen Kraft aus der Natur.

Um inneres und äußeres Gleichgewicht zu erfahren, schlage ich zum Ersten, um eine positive Intention zu setzen, folgende Einladung an das Reich der Engel vor:

Licht-Gebet:

»Liebes Reich der Engel. Ich lade euch ein, mein Augenmerk in allen Lebenslagen auf das goldene Mittelmaß zu steuern. Ich nehme fortan die Heiligen Energien aus dem Kosmos im gleichen Maß wie die Heiligen Energien der Mutter Erde in mich auf.
ALLES ist heilig, ALLES ist Leben, ALLES ist LIEBE!
Ich danke euch von Herzen, liebe Engel.«

Was bedeutet »Erdung« im weiteren Sinn?

In diesem Fall ist hier in unserer irdischen Realität damit die physische, aber auch mentale und emotionale Verbindung mit unserer Mutter Erde/Gaia (indogermanischer Ursprung, die Gebärerin), gemeint.

Ebenso wie wir durchlebt das beseelte Wesen Gaia ihre eigene spirituelle Entwicklung, ihren Aufstieg in die höheren Dimensionen des Seins, zusammen mit der gesamten Schöpfung. Sie ist genauso in ihrer Essenz ein Lichtwesen wie wir Menschen, deren physische Manifestation der Weltkörper darstellt.

Das Lichtwesen Gaia hat aus bedingungsloser Liebe das Karma gewählt, uns auf ihrem eigenen Leib zu beherbergen, uns ihre Luft zum Atmen zu schenken, uns ihre Vegetation als Nahrung anzubieten, uns ihre Bodenschätze zur Ausbeutung zu überlassen (und noch viele andere unzählige weitere Liebesdienste, zu viele, um sie hier alle aufzulisten).

Gaia schenkt uns durch ihre endlose, enorme Liebe die Chance für den Aufstieg ins Licht. Sie versucht geduldig, so wie es nur eine fürsorgliche Mutter tun kann, unsere Missachtung und Peinigung ihres physischen Vehikels so gut wie möglich selbst zu heilen, um ihre Energien und Energieressourcen wieder ins Gleichgewicht bringen zu können. Was uns aber nicht von der Verantwortung entbindet, ihr dabei zu helfen, indem wir Verantwortung für diesen Zustand übernehmen, den wir in Jahrtausenden Kleinarbeit geschaffen haben. (Alles spiegelt mich, daher auch Mutter Erde. Meine innere Wut, die kollektiv millionenfach verstärkt wird, äußert sich in den kochenden Vulkanausbrüchen der Mutter Erde. Meine inneren Gemütsstürme äußern sich in gewaltigen Unwettern etc.)

Dazu muss man nicht versuchen, die Welt zu verändern (was ja, wie man weiß, nicht funktioniert), sondern beginnen, vor seiner »eigenen Türe zu kehren«. Werde »Herr deiner Gefühle und Gedanken«, indem du ihnen Heilung zuführst und

Harmonie ausstrahlst. Auf der irdischen Ebene stelle dir eventuell zum Start die folgenden Fragen: »Wie grün bin ich eigentlich wirklich?« Oder »Wie kann ich ganz persönlich Mutter Erde entlasten?«

Vielleicht hast du zum Beispiel die Möglichkeit, weniger Müll zu produzieren, deine Recycling-Skills zu verfeinern, statt Auto zu fahren hin und wieder auf die Bahn umzusteigen, biologische Produkte, die in deinem Heimatland produziert wurden, zu erstehen etc.

Du wirst sicher von Mutter Erde inspiriert werden und sie wird dir deine Mühe danken! Da wir unsere Mutter Erde intensivst missbraucht haben, ist die natürliche Ordnung aus der Waage geraten und die Natur spiegelt uns dies in den verheerenden Naturkatastrophen der letzten Zeit wider. Was Mutter Erde dringend braucht, ist nicht nur eine »grüne Einstellung«, sondern unsere Liebe, Dankbarkeit und Anerkennung. Ganz wichtig ist es auch, auf der spirituellen Ebene der Erde Energie durch Fernheilung zuzuführen.

Darf ich dich daran erinnern, dass Mutter Erde, das Lichtwesen GAIA, ein Teil deines eigenen Selbst ist und wir wiederum ein Teil ihres Selbst. Wir sind alle EINS und GAIA ist davon nicht ausgenommen! Wenn du Mutter Erde Heilung zuteil werden lässt, heilst du gleichzeitig Aspekte deines eigenen Selbst!

> *»Ich bin das Land,*
> *meine Augen sind der Himmel,*
> *meine Glieder sind die Bäume.*
> *Ich bin der Fels, die Wassertiefe.*
> *Ich bin nicht hier, um Mutter Erde zu beherrschen*
> *oder sie auszubeuten.*
> *Ich bin selbst Natur.«*
>
> Hopi-Weisheit

Es gibt mittlerweile, Gott sei Dank, viele spirituelle Gruppen auf diesem Planeten, die diese Erdheilungen regelmäßig durchführen. Vielleicht wirst auch du inspiriert, eine solche Gruppe zu gründen, wenn nicht, kannst du nichtsdestotrotz einen wichtigen Beitrag zur Gesundung von Gaia durch die regelmäßige Ausübung einer der folgenden Lichtheilungen beitragen.

»Diese schöne Erde,
in eurer Erdzeit,
muss beschützt und behütet werden!«

Die »Weiße Bruderschaft«

Drei Lichtheilungen für unsere Mutter Erde

Gaia-Lichtheilung – Der kosmische Staubsauger der Heerscharen des Erzengel Michael: Bitte Erzengel Michael, dich in dieser Fernheilung zu leiten, zu begleiten und zu schützen. Konzentriere dich von Herzen mit der Intention der Heilung auf Mutter Erde und betrachte den Erdball mit deiner inneren Sicht.

Nun lade die Heerscharen des Erzengel Michael ein, die Erde mit riesigen Staubsaugern von all dem Müll und Schmutz zu reinigen, der sie ins Ungleichgewicht gestürzt hat. Die himmlischen Heerscharen folgen prompt deiner Einladung und beginnen sofort, mit enorm großen silberfarbenen Rohren den Müll abzusaugen. Du siehst förmlich, wie sich die Schmutzschichten von Minute zu Minute lösen. Die himmlischen Heerscharen sind rund um den Erdball angestrengt am Werk und intensivieren ihre Arbeit an den Orten der Erde, die es dringend nötig haben.

Dieser Vorgang dauert gewöhnlich mehrere Minuten, in der die Erde zunehmend mehr an Energie gewinnt, da die Natur wieder atmen kann. Wenn dir die Erde reiner, farbintensiver erscheint und gar strahlt, dann ist diese Heilung beendet. Bedanke dich bei Erzengel Michael und seinen Heerscharen.

Gaia-Lichtheilung – Der goldene Strahl deines Heiligen Herzens: Bitte Erzengel Uriel, dich in dieser Fernheilung zu leiten, zu begleiten und zu schützen. Konzentriere dich von Herzen mit der Intention der Heilung auf Mutter Erde und betrachte den Erdball mit deinem inneren Auge.

Nun erlaube, mit Hilfe des Erzengel Uriel, dass aus dem Zentrum deines Heiligen Herzens ein herrlicher, goldener Lichtstrahl entströmt. Das Feuer der Liebe, welchem bis dato ungeahnte Kräfte der Heilung innewohnen. Dieses Herzlicht findet seinen eigenen Weg und umhüllt in Sekundenschnelle die Mutter Erde mit seiner liebenden Energie. Du kannst förmlich betrachten, wie Gaia diese Heilung aufsaugt, da die Erdkruste bald golddurchwoben aussieht.

Lasse das Heilungslicht aus deinem Heiligen Herzen so lange weiterfließen, bis dir der gesamte Erdball wie eine goldene Kugel mit einer zartgoldenen Aura erscheint. Dann segnet Erzengel Uriel dein Heiliges Herz und die Erdheilung ist abgeschlossen. Bedanke dich bei Erzengel Uriel für seinen Liebesdienst, denn nicht nur Mutter Erde, sondern auch du hast Heilung erfahren dürfen.

Gaia-Lichtheilung – Dein Herz – ein Refugium für Mutter Erde: Bitte Erzengel Raphael, dich in dieser Fernheilung zu leiten, zu begleiten und zu schützen. Konzentriere dich von Herzen mit der Intention der Heilung auf Mutter Erde und betrachte sie auf deiner inneren Kinoleinwand.

Bitte Erzengel Raphael um den grünen Strahl der Heilung. Erzengel Raphael berührt nun mit seinen Engelshänden dein

Heiliges Herz und ein lichtvoller grüner Strahl der Heilung fließt von deinem Herzen und umschmiegt Mutter Erde. Erlaube Gaia, sich so viel von diesem Heilungslicht zu nehmen, wie sie zu ihrer Gesundung braucht. Dieser Vorgang dauert einige Minuten.

Dann stelle dir vor, dass der Erdball vor deiner inneren Kinoleinwand zu einer kleinen, tennisballgroßen Kugel zu schrumpfen beginnt und gleichzeitig auf dein Herz zuschwebt. Die Erdkugel kommt direkt vor deinem Herzchakra zum Stehen, wo sie von Erzengel Raphael gesegnet wird.

Du hast jetzt die Wahl, diese Fernheilung in zwei verschiedenen Weisen fortzusetzen: Entweder öffnest du die Kammer deines Herzens und erlaubst Mutter Erde darin zu residieren.

Wenn du das zulässt, dann nimmst du mit Hilfe des Erzengel Raphael Mutter Erde regelmäßig zur Heilung aus ihrem Domizil heraus und sendest ihr weiterhin kraftvolle grüne Energie. Oder du erlaubst der Erde, wieder ihre wahre, große Gestalt anzunehmen und schließt so die Fernheilung mit einem abschließenden Segen des Erzengel Raphael ab. Bedanke dich bei Erzengel Raphael für seine Liebe und Fürsorge.

> *»Behandle dich selbst und alle Lebewesen so,*
> *als müsstest du ihnen für alle Ewigkeit*
> *in die Augen schauen!«*
>
> Andreas Tenzer*

Mutter Erde und ihre Elementarwesen – die Brücke zwischen Himmel und Erde

Genauso wie Mutter Erde sind auch wir aus den 4 Elementen: Erde, Wasser, Feuer, Luft und dem 5. Element Äther geschaffen und stehen daher in engem, möglichenfalls im Moment noch unbewusstem Kontakt mit den Elementarwesen der 4 Elemente

---

*www.zitate-aphorismen.de

und der Devas des 5. Elements Äther. Die Elementarwesen sind feinstoffliche Wesen, die aus einem Element bestehen, im Unterschied zum menschlichen Körper, der aus all den Elementen zusammengefügt ist. Wir betiteln diese als:

Die Gnome und Zwerge, welche das Element Erde beseelen.
Die Salamander, welche das Element Feuer beseelen.
Die Sylphen, welche das Element Luft beseelen.
Die Undinen und Nixen, welche das Element Wasser beseelen.

(So zum ersten Mal benannt von Paracelsus, geb. 1492 in der Schweiz, gest. 1541 in Salzburg)

Den Devas, die auf einer höheren Stufe der Entwicklung stehen als die Elementarwesen, ist das Element Äther zugeordnet. Ihre Vorsteher sind die Erzengel. Die Gruppe der Devas leiten und hüten die Schicksale der anderen vier Elemente und bilden somit die Brücke von den irdischen Elementen unserer Mutter Erde zur kosmischen, göttlichen Schöpfung.

Sie sind für die Instandhaltung der »Blaupause«, die ätherische Grundform, die Vater/Mutter Gott erschaffen hat, der Mineralien, Pflanzen und Tiere verantwortlich. Die Substanz des Äthers ist das absolute Göttliche, das unverfälschte Licht, aus dem die Schöpfung geboren wurde. Sie ist sozusagen der »Urbaustein«, der die göttliche Kreation nicht nur durchströmt, sondern auch gleichzeitig formt: die ätherische Blaupause. Die Blaupause ist daher immer ein perfektes Abbild der göttlichen Intention und verkörpert so das göttliche Potential, das in der ganzen Schöpfung latent vorhanden ist. Das heißt, dass der göttliche Funke genauso in deinem Heiligen Selbst schlummert und darauf wartet, dass sich sein kreatives Potenzial entfalten

darf. Du darfst dich als Teil Gottes annehmen und diese wunderbare Entwicklung zulassen!
Wenn wir die Existenz dieser wunderbaren Helfer als göttliche Realität annehmen und ihnen bewusste Dankbarkeit entgegenbringen, wird uns dieser Akt des Glaubens noch enger mit Mutter Erde und ihren Elementarwesen verbinden.

Je mehr ich mich mit meiner Seele, meinem Geist, meinen Emotionen und meinem Körper mit den Elementarwesen verbinde, desto besser werde ich auch meine Verbindung mit Mutter Erde wahrnehmen, was ultimativ in einer besseren Erdung resultiert.

Lichtübungen zur Stärkung der Verbindung mit den Elementarwesen

Einige Tipps/Anweisungen zu den Lichtübungen: Bevor eine reelle, reine Verbindung mit einer feinstofflichen Wesenheit stattfinden kann, ist es notwendig, deine Schwingung zu erhöhen, um diese der Schwingung der Wesenheit so gut wie möglich anzupassen. Auf diesem Wege wird eine fließende Kommunikation ermöglicht. Hier sind einige Vorschläge, um dieses leichter zu bewerkstelligen:

- Begib dich in einen energetisch sauberen Raum (das kann ein innerer Raum, zum Beispiel dein Meditationsraum, ein Tempel oder eine Kirche sein oder aber einer deiner Lieblingsplätze in der Natur).
- Ersuche Erzengel Michael, dich zu leiten, zu begleiten und zu schützen.
- Entspanne dich mit einer Atemübung – dreimaliges Einatmen durch die Nase und bewusstes Ausatmen mit der Intention des Loslassens durch den Mund wäre eine mögliche Atemübung.

- Entzünde eine Flamme, eine Kerze, ein Lagerfeuer.
- Verwende ein Musikinstrument, eine Trommel, eine Flöte, eine Rassel.
- Bringe der Wesenheit eine Opfergabe dar: eine Feder, einen Kristall, eine Blume, eine Frucht oder eine Münze.
- Ehre die Wesenheit mit einer physischen Geste: Hebe die Arme gegen den Himmel, verbeuge dich vor der Wesenheit oder bewege dich in einem von dir intuitiv gefühlten, passenden Rhythmus.
- Ehre die Wesenheit mit einem Lied oder Gesang.
- Zuletzt begrüße die Wesenheit und lade sie von Herzen ein, sich mit dir in Liebe zu verbinden.

Du wirst aus dieser Liste die für dich stimmigen Rituale intuitiv herausfinden. Die allerwichtigste Zutat ist die LIEBE! Begegne den Elementarwesen in Liebe und Dankbarkeit und sie werden sich zeigen!

Licht-Verbindung mit den Elementarwesen der Erde:

- An deinem Meditationsplatz halte etwas Erde, Ton, einen Stein oder Kristall bereit oder begib dich in die Natur.
- Verwende das Einstimmungsritual.
- Nimm deinen Stein etc. in die Hand oder falls du in freier Natur bist, dann lege dich auf den nackten Boden und fülle beide Hände mit einem Häufchen Erde. Nach einigen Minuten wird sich die Erde in deinen Händen warm und vertraut anfühlen.
- Danke den Erdelementarwesen von ganzem Herzen für ihr Dasein und die Mühe, die sie aufbringen, unsere Mutter Erde zu schützen, zu erhalten und mit ihrer Liebe, mit alldem, was sie und die Wesen, die auf Gaia existieren, brauchen, zu versorgen.
- Sprich mit ihnen: »Liebe Zwerge und Gnome, ich bedanke mich von Herzen, dass ihr mir so treu zur Seite steht und mir

dabei helft, mein eigenes Paradies auf Erden im Sinne des Heiligen Planes zu verwirklichen.«

- Erlaube dir genügend Zeit, die Erdelementarwesen zu erspüren! Deine Geduld und Liebe werden reich belohnt werden!
- Zum Abschluss danke den Zwergen und Gnomen vom Herzen! Je öfter du dich auf sie einschwingst, desto stärker wird deine Verbindung werden!

Licht-Verbindung mit den Elementarwesen des Feuers:

- Entzünde eine Kerze an deinem Meditationsplatz oder lass dich bei einem Lagerfeuer nieder.
- Verwende das Einstimmungsritual.
- Nimm die Kerze in die Hand oder breite deine Hände (in sicherer Distanz) über den Flammen aus. Du wirst nach einiger Zeit möglicherweise ein Kitzeln in den Handflächen verspüren.
- Danke den Feuerelementarwesen von ganzem Herzen für ihr Dasein und die Strapazen, die sie leisten, das Feuer in seiner großartigen Vielfalt auf und im Kern unserer Mutter Gaia zu beseelen und die feurige Kraft seiner innewohnenden Transformation für das Wohl aller aufrechtzuerhalten.
- Sprich mit ihnen: »Liebe Salamander, ich bedanke mich von Herzen, dass ihr mir bei der Transformation, Reinigung, Lösung und letztendlich Heilung meiner Blockaden behilflich seid und mir zur Seite steht, meine Ängste in Liebe umzuwandeln!«
- Nimm dir Zeit, die Feuerelementarwesen zu fühlen! Du wirst Erfolg haben!
- Zum Abschluss danke den Salamandern von Herzen! Mit jeder neuen Kontaktaufnahme wird sich deine Bindung mit den Feuerelementarwesen festigen! Übung macht den Meister!

Licht-Verbindung mit den Elementarwesen des Wassers:

- Stelle eine Schüssel mit Wasser an deinem Meditationsplatz bereit oder begib dich in die Nähe eines natürlichen Gewässers, einer Quelle, eines Baches, Flusses, Teiches, Sees oder des Meers.
- Verwende das Einstimmungsritual.
- Erlaube den Wasserelementarwesen, deine Hände zu umfließen – deine Handchakren verbinden dich mit deinem Herzchakra.
- Danke den Wasserelementarwesen von ganzem Herzen für ihr Dasein und die Arbeit, die sie leisten, um das Wasser unseres blauen Planeten rein zu halten, mit ihrem Licht aufzuladen und zu beseelen.
- Sprich mit ihnen: »Liebe Nixen und Undinen, ihr seid ein Teil von mir und ich bin ein Teil von euch und somit ehre ich euch von Herzen für eure Liebesdienste! Danke, dass ihr meinen Emotionalkörper unterstützt und meine Tränen segnet!«
- Dann erlaube dir, die Wasserelementarwesen zu spüren, sie werden sich ganz sicher bemerkbar machen!
- Zum Abschluss danke ihnen von Herzen! Mit etwas Übung wird sich deine Kommunikation bald vertiefen!

Licht-Verbindung mit den Elementarwesen der Luft:

- Stelle eine Feder an deinem Meditationsplatz bereit oder begib dich an einen luftigen Ort, einen Berg oder eine Anhöhe.
- Verwende das Einstimmungsritual.
- Hebe die Hand, in der du die Feder hältst, gegen den Himmel und erlaube den Luftelementarwesen, deine Hand sanft zu umstreichen. Du wirst einen leisen Lufthauch empfinden.
- Danke den Luftelementarwesen von ganzem Herzen für ihr Dasein und die Arbeit, die sie leisten, um nicht nur die Luft unserer Erde zu säubern, sondern alle Lebensströme mit der

Heiligen Energie des göttlichen Lichtes, Prana, zu versorgen.

- Sprich mit ihnen: »Liebe Sylphen, ich bedanke mich von Herzen, dass ihr mir über meinen Atem Sauerstoff und vor allem göttliches Licht/Prana zuführt und meinen Mentalkörper von Ballast befreit und unterstützt!«
- Nimm dir Zeit, die Luftelementarwesen zu spüren! Sie werden sich sicher zeigen!
- Zum Abschluss danke den Sylphen von Herzen! Je öfter du dich verbindest, desto tiefer wird deine Kommunikation werden!

Licht-Verbindung mit den Elementarwesen des Äthers:

- In deinem Meditationsraum setze dich an das Fenster mit dem meisten Lichteinfall oder begib dich zur Zeit des Sonnenauf- oder -untergangs in die freie Natur.
- Verwende das Einstimmungsritual.
- Wende deinen Kopf ins Licht, schließe die Augen und visualisiere einen wunderbar strahlenden Regenbogen. Nach einiger Zeit wird sich eine Sinnesempfindung der inneren Wärme, Freude und Leichtigkeit einstellen.
- Danke den Äther-Elementarwesen von ganzem Herzen für ihr Bestehen und die bedingungslose Liebe, die sie aufbringen, die vier Elemente Luft, Wasser, Feuer und Erde zu lenken und zu hüten.
- Sprich mit ihnen: »Liebe Devas, ich bedanke mich von Herzen für eure unablässige Übermittlung des göttlichen Lichts in allen Bereichen meines Lebens. Ich bedanke mich in Demut, dass ihr mir stets dabei behilflich seid, den göttlichen Funken in der gesamten Schöpfung erkennen zu dürfen und meine Rolle als Mitschöpfer Gottes zur Erfüllung des göttlichen Plans auf Erden zu begreifen und anzunehmen.«
- Nimm dir Zeit, um dich auf diese hohen Schwingungen

einzustellen. Du wirst mit der lichtvollen Hinneigung der Devas reich beschenkt werden!

- Zum Abschluss danke den Devas von Herzen für ihre bedingungslose Liebe!

Und so verfügen wir Menschen durch die Gnade Gottes über ein »Körper-Elementarwesen«, das uns vom Moment unserer Zeugung bis zu unserem letzten Atemzug in diesem irdischen Körper begleitet und unseren Körper und dessen Funktionen (sofern oder auch soweit wir es – meist unbewusst – zulassen) betreut und aufrechterhält.

Auch ist es die Aufgabe des Körper-Elementarwesens, die verschiedenen Ebenen des menschlichen Seins, die mentale, emotionale, vitale und physische Ebene zu balancieren und zu harmonisieren. Zusätzlich verfügt auch jedes Organ über sein eigenes Elementarwesen, das das ihm zugeordnete Organ hegt, pflegt und in Stand hält. Doch ist das Körper-Elementarwesen den Organ-Elementarwesen übergeordnet, es ist der Dirigent und orchestriert unsere Gesundheit. Wenn wir uns mit unserem Körper-Elementarwesen und seinen Helfern in liebevoller Annahme verbinden, vermögen wir unseren Heilungsprozess nicht nur zu vertiefen, sondern auch zu beschleunigen.

Licht-Verbindung mit deinem Körper-Elementarwesen:

- Begib dich an einen für dich harmonischen und sicheren Ort.
- Verbinde dich geistig mit Mutter Erde.
- Leg deine Handflächen, eine über die andere, breitflächig auf dein Solarplexuschakra (die Region um deinen Nabel).
- Atme drei Mal durch die Nase ein und tief durch den Mund wieder aus.
- Lass es zu, dich bewusst mit deinem physischen Körper zu verbinden, und erlaube dir einige Minuten, um diese Verbindung herzustellen.

- Begrüße dein Körper-Elementarwesen innigst und lade es ein, sich bemerkbar zu machen. Erlaube dir genügend Zeit, um es zu erspüren, es wird sich wie ein »zweites Ich« anfühlen, das in deinem Inneren beherbergt ist.
- Bedanke dich bei deinem Körper-Elementarwesen von ganzem Herzen, dass es deinen Körper in bedingungsloser Liebe und lebenslanger Treue so wunderbar betreut.
- Entschuldige dich für die (oft unbewusste) Missachtung deines Körpers und versprich deinem Körper-Elementarwesen, ihn bei seiner Arbeit zu unterstützen und dich in Zukunft deinem Körper mit einem viel höheren Ausmaß an Liebe und Aufmerksamkeit für seine Wünsche und Bedürfnisse zuzuwenden.
- Stell dir nun vor, dass du dein Körper-Elementarwesen innig umarmst. Du wirst aus dieser Umarmung viel Energie schöpfen.
- Es braucht Zeit und vor allem Geduld, um eine gefühlte Verbindung herzustellen. Widme dich diesem Lichtprozess mit Hingabe, dein Körper und der Rest deines Wesens werden dir dafür dankbar sein!
- Zum Abschluss danke deinem Körper-Elementarwesen für seine bedingungslose Liebe!

> *»Aus der Flamme bist du gekommen,*
> *zur Flamme wirst du zurückkehren*
> *und somit Anfang und Ende vereinen!«*
>
> Krishnamurti*

Eine wunderschöne Ode an die Schöpfung und die Welt der Elementarwesen finden wir im »Sonnengebet« des hl. Franz von Assisi vor.

---

*www.zitate-aphorismen.de

Hiervon ein Auszug:
Gelobt seiest du, Herr, mit allen Wesen,
die du geschaffen,
der edlen Herrin vornehmlich,
Schwester Sonne,
die uns den Tag heraufführt und Licht
mit ihren Strahlen spendet,
die Schöne; gar prächtig in
mächtigem Glanze:
Dein Gleichnis ist sie, Erhabener.

Gelobt seiest du, Herr, durch Bruder Mond und die Sterne.
Durch dich sie funkeln am Himmelsbogen
und leuchten köstlich und schön.

Gelobt seiest du, Herr,
durch Bruder Wind und Luft
und Wolke und Wetter,
der sanft oder streng, nach deinem Willen,
die Wesen leitet, die durch dich sind.

Gelobt seiest du, Herr,
durch Schwester Quelle:
Wie ist sie nütze in ihrer Demut,
wie köstlich und keusch!

Gelobt seiest du, Herr,
durch Bruder Feuer,
durch den du zur Nacht uns leuchtest.
Schön und freundlich ist er am
wohligen Herde,
mächtig als lodernder Brand.

Gelobt seiest du, Herr,
durch unsere Schwester, die Mutter Erde,
die gütig und stark uns trägt
und mancherlei Frucht uns bietet
*mit farbigen Blumen und Kräutern.**

Als tierliebende Seele fühlte ich mich schon im Kindesalter von den Überlieferungen berührt, dass der hl. Franz von Assisi bei seinen Predigten von Vögeln umringt war und sich auch eine Vielzahl anderer Tiere in seiner Nähe ganz zahm verhielt. So nahm dieser Heilige einen besonderen Platz in meinem Kinderherzen ein, den er auch behielt.

Und so trug es sich viele Jahre später zu, dass sich die Erscheinung eines wunderbaren, mächtigen Engels just in der Kirche des hl. Franz von Assisi in Old Goa/Indien zutragen sollte. Ein herzliches Dankeschön an das Universum für dieses Privileg!

Praktische Wege, um den Erdungsprozess zu fördern

Genügend Schlaf

Tiefer, erholsamer Schlaf ist einer der wichtigsten Bausteine unserer Gesundheit auf allen Ebenen des Seins. Nicht nur der Körper braucht Zeit, um sich von den Anstrengungen des Tages zu erholen, sondern auch der Geist.

Während der Nachtruhe findet das Unterbewusstsein Zeit, Gedanken, Gefühle und Ereignisse des Tages zu verarbeiten. Falls die Nachtruhe zu kurz ausfällt, hatte das Unterbewusstsein nicht genügend Möglichkeit, um diese Energien zu verdauen, und man wacht dann oft genauso gestresst auf, wie man eingeschlafen ist.

---

*www.heiligenlexikon.de/Literatur/Franziskus-Sonnengesang.htm

Auch die Seele braucht ihre intensive Ruhepause. Nicht umsonst wird der Schlaf oft als der »kleine Tod« bezeichnet, kling negativ, hat aber eine durchaus positive Bedeutung: All das Alte, das am folgenden, neuen Tag nicht mehr gebraucht wird, uns meist sogar im Wege stehen würde, darf »sterben«. Die Energien dürfen sich während der Nachtruhe regenerieren und man wacht erfrischt und erleichtert – von den Sorgen und Mühen des Vortages – wieder auf.

Ein wichtiger Aspekt der Nachtruhe ist es, der Seele genügend Zeit zu geben, um »auf Reise« zu gehen. Auch wenn wir uns dessen oft nicht bewusst sind, unsere Seele ist nahezu allnächtlich in den höheren, überirdischen Sphären des Seins unterwegs. Sie reist sozusagen »nach Hause«, in das Reich des Lichts, aus dem sie stammt. Dort kann sie auf den verschiedenen Lichtebenen Heilung erfahren oder auch höheres Wissen empfangen. Die empfangenen Heilungs- oder Wissens-Energien transportiert die Seele nach beendeter Reise zurück in die irdische Existenz.

Es bietet sich an, vor dem Einschlafen das Reich der Engel um Heilung zu bitten, und es ist wichtig, diese Bitte geistig klar und einfach zu gestalten und sie einige Male an fortgesetzten Abenden vor dem Einschlafen im selben Wortlaut zu wiederholen. Hier ein kleines Beispiel:

»Liebe Engel, ich bitte euch um Heilung meiner gebrochenen Hand und danke euch von Herzen für die vollständige Genesung!«
Zusätzlich ist es durchaus erlaubt, ja sogar erwünscht, das Reich der Engel um Unterstützung bei Prüfungen jeder Art, wie zum Beispiel der Führerscheinprüfung oder anderer Examen, zu bitten. Sie werden deine Seele auf ihrer Reise begleiten und sie zu den Universitäten des Lernens lenken, die das gesamte Wissen des Kosmos und die zeitlose Weisheit beherbergen.

Licht-Affirmation für einen erholsamen Schlaf:
»Ich lasse von den Ereignissen des Tages los und übergebe alle Sorgen an den Erzengel Michael. Er nimmt mir sofort alle Lasten ab. Ich schlafe tief und fest und wache morgens erfrischt und erholt auf, bereit, die wunderbaren Geschenke des Universums zu empfangen, die dieser neue Tag für mich bereithält! Ich danke dir, Erzengel Michael, von Herzen für meinen gesunden Schlaf!«

Sofern diese Bitten im Einklang mit deinem Höheren Selbst und dem Heiligen Plan Gottes stehen, steht deren Erfüllung nichts im Wege.

Frische Luft

Unsere tägliche Arbeit lässt uns oft keine andere Möglichkeit, als uns in geschlossenen Räumen aufzuhalten, dem menschlichen Energiehaushalt macht dies vorwiegend hart zu schaffen. Da wir uns in geschlossenen Gebäuden oft aus Stahl und Beton, meist mit Klimaanlage, befinden, ist es auch für die Luftelementarwesen schwierig, sich an diesen Plätzen aufzuhalten und die Luft zu energetisieren. Somit ist es wichtig, ihnen dabei unter die Arme zu greifen, indem wir andere Elementarwesen einladen, ihnen dabei behilflich zu sein. Die Wasserelementarwesen, die Undinen, würden sich über einen Zimmerspringbrunnen freuen oder vielleicht ein Aquarium. Die Erdelementarwesen, die Zwerge und Gnome, freuen sich, Kristalle und Grünpflanzen geschenkt zu bekommen.

Und dann ist da noch der Engel des Raumes, den wir einladen dürfen, um ihn zu bitten, die energetische Versorgung des Raums aufzufrischen.

Licht-Einladung für den Engel des Raumes:
»Lieber Engel dieses Raumes! Darf ich dich herzlich einladen, die Elementarwesen dabei zu unterstützen, die Luft und Energie dieses Raumes zu energetisieren und zu erneuern. Ich danke dir und den Elementarwesen für die frische Luft in diesem Raum und euren Liebesdienst!«

Schreibe dir bitte täglich genügend Zeit im Freien an der frischen Luft zu, tanke auf und regeneriere durch den wunderbaren Sauerstoff deine physischen Zellen.

Auf der höheren Ebene befördert, wie schon besprochen, das Element Luft, Prana, vitale Licht- + Liebe-Energie in unseren gesamten Energiehaushalt. Je frischer und reiner die Luft ist, desto einfacher ist es für die Sylphen, Prana zu transportieren. Diesem Umstand haben es wir zu verdanken, dass wir uns in landschaftlich »sauberen« Orten mit frischer Luft, wie auf den Bergen oder am Meer, nicht nur wohl fühlen, sondern auch eine tiefere Verbindung mit Gott und dem Universum empfinden. Also, hinaus in die Luft, hinauf auf die Berge und unsere wunderbare Mutter Natur in all ihrer Vielfalt genießen!

Ausreichend Bewegung

Der Großteil der Bevölkerung in der »modernen Welt« verbringt den Arbeitstag hauptsächlich sitzend an einem Schreibtisch. Unsere Bewegungsabläufe sind somit auf ein Minimum beschränkt und daher beginnt unsere vitale Energie nicht nur zu stagnieren, sondern wird durch das lange Sitzen – auf unserem Wurzelchakra (die Region des Steißbeins) blockiert. Mit dieser Blockade wird der Fluss der vitalen Energie »von oben nach unten« unterbrochen und wir verlieren unsere Erdung.

Damit nicht genug: Computer, Handy, Mikrowellen, Radiowellen und andere Strahlungen tun dazu noch das Ihre, indem sie unser Energiefeld, die Aura, unter Beschuss setzen. Der Arbeitsplatz wird so zum energetischen Schlachtfeld, aus dem der Körper vermehrt mit »Burnout-Syndromen« als Verlierer herausgeht. Dem muss aber nicht so sein, denn es gibt genügend Mittel und Wege, Körper, Geist und Seele in dieser Hinsicht zu unterstützen. Das Zauberwort heißt »gesunde Bewegung«.

Wenn du es wünschst, sind die Elementarwesen jederzeit gerne bereit, dich bei deiner neuen Routine, dich vermehrt zu bewegen, zu unterstützen! Du könntest zum Beispiel folgende Einladung an »das kleine Volk« richten:

Licht-Einladung:

»Liebe Zwerge, Sylphen, Salamander und Undinen!
Ich lade euch ein und erteile euch die Erlaubnis, mich an mein Vorhaben »sanft« zu erinnern und mir Mittel und Wege aufzuzeigen, genügend Bewegung zu erlangen! Ich danke euch von Herzen!«

Auch im engen Rahmen des Büro-Lebens ist es dir erlaubt, hin und wieder von deinem Schreibtisch aufzustehen, deinen Körper zu strecken, zu dehnen und in den Pausen einen kleinen Spaziergang an der frischen Luft zu machen.

Ich darf mir auch zuschreiben, in meinen Mittagspausen zehn Minuten Yoga, Tai-Chi oder Qigong zu betreiben oder ganz einfache Dehnübungen zu praktizieren.

In der Freizeit bietet sich Tanz als einer der wirksamsten Wege an, das blockierte Wurzelchakra wieder in Schuss zu bringen und sich zu erden. In der Regel gilt, je körperlicher, und wenn möglich barfuß, die Tanzart oder der Sport, den wir betreiben, desto größer die Erdung. Auch muss die gewählte Sportart nicht Höchstleistungssport sein. Wandern oder Bergsteigen ist eine großartige Art und Weise, sich zu erden, und man kann dabei noch zusätzlich die Natur genießen!

Gesunde Ernährung

»Du bist, was du isst!« Alles ist Licht, alles ist Schwingung. Die physische Materie dürfen wir getrost als »gefrorenes Licht« betiteln. Je höher die Schwingung, desto leichter ist auch die Materie, je niedriger, desto schwerer wird sie. Je höher die Schwingung, desto mehr Licht = Liebe enthält sie. Dieselbe Wahrheit trifft auch auf unsere Lebensmittel und Getränke zu. Du verspeist zwar Materie, wenn du dir einen Apfelstrudel schmecken lässt, was aber dein Organismus nach Ausscheidung der Ballaststoffe aufnimmt, ist die Energie der Speise, genauer definiert: der Lichtquotient des Gerichts. Je sorgfältiger und liebevoller deine Nahrung – im Falle des Apfelstrudels das Korn für den Teig und die Äpfel für die Fülle – gepflanzt, gehegt, geerntet, in den Supermarkt transportiert, verkauft, eingekauft und schlussendlich verarbeitet wurde, desto höher steigt der Lichtquotient. Je höher die Schwingung, desto besser schmeckt es – dein Energiesystem bekommt die Energie, die es braucht – und du wirst auch bei geringeren Mengen satt.

Wenn du unbesonnener oder irrtümlicher Weise Lebensmittel einer niedrigen Schwingungsfrequenz einnimmst, können diese (auch wenn sie keinesfalls verdorben sind) zu negativen Reaktionen deines gesamten Energiesystems führen. Umso mehr ein Grund, sich beim Einkauf von Lebensmitteln und allen anderen Produkten, die mit dem Körper in Berührung kommen (Seifen, Zahnpasta, Haarwaschmittel, Sonnencremes und sämtliche Kosmetika), mit deren »Werdegang« aus Respekt an die Mutter Erde und sich auseinanderzusetzen. Dein Selbst, unsere Mutter Erde und ihre Elementarwesen werden dir dankbar sein und dich mit beständiger Gesundheit belohnen. Wir haben allerdings ein wunderbares Werkzeug zu unserer Verfügung, das uns tatkräftig hilft, den Energiewert und somit den Lichtquotienten von Speisen und Getränken zu erhöhen, nämlich, indem wir diese segnen.

Die Auswirkung der Segenskraft ist wissenschaftlich mittels der Kirlian-Fotografie (eine Methode, Energiefelder optisch festzuhalten, entwickelt von dem ukrainischen Ehepaar Semjon und Valentina Kirlian 1937) durch Messungen bewiesen worden.

Es wurde damit gezeigt, dass sich das Magnetfeld (das alle lebendige Materie umgibt) unserer Speisen und Nahrungsmittel um ein Vielfaches vergrößert, wenn man diese segnet.
Der Segnung unseres Trinkwassers kommt besondere Bedeutung zu, da der menschliche Körper zu fast 70 % aus Wasser besteht. (Der tägliche Mindestbedarf an Wasser liegt bei 2 Litern, empfehlenswert ist ein Wasserkonsum von etwa 3 l täglich, bei körperlicher Arbeit oder heißen Temperaturen kann der Bedarf auf das 3- oder 4-Fache steigen.)

Die Kraft des Wassers beschränkt sich nicht nur auf die Reinigung auf der physischen Ebene, Wasser hat auch die Kraft, die subtilen Energiekörper zu säubern. »Wasser ist Leben« und wir tun gut daran, unsere Wasservorkommnisse nicht unnötig zu verschwenden, die Wasserelementarwesen zu ehren und sie bei ihrer Arbeit zu unterstützen.

Licht-Segen für Wasser, Lebensmittel, Speisen und Getränke:

- Bedanke dich von Herzen bei Vater/Mutter Gott und Gaia für diese Gaben.
- Bitte um weißes, goldenes oder silbernes Licht für deinen Segen (die Weisheit deines Höheren Selbst wird dich bei dieser Auswahl inspirieren).
- Öffne deine Hände mit den Handflächen (Handchakren) nach unten zeigend und positioniere sie ein paar Zentimeter über dem zu segnenden Objekt.
- Ersuche das Reich der Engel, einen Strahl dieses Segens-Lichtes in dein Scheitel-/Kronenchakra einfließen zu lassen.
- Der Heilige Lichtstrahl findet seinen eigenen Weg vom Kronenchakra durch das Dritte Auge, weiter durch das Kehlkopfchakra zu deinem Herzchakra.
- Von deinem Herzchakra nimmt der Lichtstrahl seinen Weg in beide Lungenchakren, fließt weiter in die Bronchien und dann durch die Energiemeridiane in die Arme, bis sie in die Handflächen mündet, in denen die Handchakren beherbergt sind.
- Letztendlich strömt die göttliche Energie aus den Handchakren in die Objekte, die du segnen möchtest.
- Dieser Vorgang kann von einer halben Minute bis zu einigen Minuten in Anspruch nehmen. Je niedriger der Lichtquotient, desto länger dauert der Akt des Segnens. Je höher die Schwingung des zu segnenden Objekts, desto kürzer der Lichtprozess. Du wirst intuitiv spüren, wenn der Vorgang beendet ist.
- Bedanke dich bei den Engeln für diesen Segen.

Dieser Segen leitet nicht nur göttliche Energie in deine Speisen etc., sondern als extra Geschenk von »oben« bleibt noch himmlische Energie für dich selbst zurück! Ein doppelter Segen also!

Folgende Lebensmittel sind besonders erdend:

- Kartoffeln
- Wurzelgemüse
- Vollkorn-Pasta/Nudeln
- Vollkornbrot
- Süßspeisen

Duschen
Eine frische Dusche kommt einem möglicherweise nicht gleich in den Sinn, wenn man an das Thema »Erdung« denkt, dennoch ist es so, dass Duschen den Lichtprozess der Erdung fördert. Wasser ist ein Energieträger und wenn wir duschen, leitet Wasser nicht nur physische, sondern auch feinstoffliche »Schmutzpartikel« ab. Von dort fließen diese durch die Abwässer in die Mutter Erde, die diese feinstofflichen Partikel wieder in Erdlicht umwandelt. Wichtig ist es, bevor ich den Wasserhahn in meiner Dusche aufdrehe, mich mit den Undinen und Nixen, den Wasserelementarwesen, zu verbinden. Wenn ich diese einlade, werden ihre Kräfte freigesetzt und die Dusche reinigt dich dann nicht nur auf der körperlichen, sondern auch auf der sehr wichtigen feinstofflichen Ebene. Die Wasserelementarwesen helfen vor allem, deinen Emotionalkörper zu säubern, und so wird es dir leichter fallen, deine Sorgen loszulassen und dein inneres Gleichgewicht zu finden. Um diesen Vorgang zu optimieren, schlage ich folgende Lichteinladung vor.

Licht-Einladung:

»Liebe Nixen und Undinen, ich lade euch von Herzen ein, das Wasser meiner Dusche zu beseelen und zu energetisieren. Ich danke euch für eine wunderbare innere und äußere Reinigung! Danke, liebe Mutter Erde, dass du meine

»Schlacke« in dich aufnimmst und für mein Wohl und das aller beseelten Wesen wieder in Erdlicht umwandelst!«

Darf ich dich zu einem kleinen Experiment einladen? Dusche dich zuerst »absichtlich«, ohne die Wasserelementarwesen einzuladen und dann lade diese ausdrücklich ein. Ich bin mir sicher, dass du dir des Energieunterschieds bewusst werden wirst. Ab in die Dusche und viel Spaß mit den Wassernixen!

Musik

Die Musik, welch ein himmlisches Geschenk! Vor allem die Trommel bietet sich als fabelhaftes Instrument der Erdung an. Erstehe eine Trommel (sie muss nicht groß sein), ziehe die Schuhe und die Socken aus und stampfe barfuß im Rhythmus deines Trommelspiels am Boden herum. Eine wunderbare Art der Erdung, die zusätzlich noch Spaß macht!
Falls du dieses kleine Erdungs-Ritual in die freie Natur, zum Beispiel in den Wald, verlegen kannst, wird die Erdung noch intensiver sein.

Wenn du lieber zuhörst, als selbst zu musizieren, dann darf ich dir die Musik der Gabrielle Roth vorschlagen, und zwar spezifisch zur Erdung das Album »Bones« (Gabrielle Roth & The Mirrors, Gabrielle Roth ist die Erfinderin des 5-Rhythmen-Tanzes, dessen Motto »Selbstbefreiung durch Hingabe« ist. Kurse und Tanzabende werden weltweit abgehalten.) Viel Spaß beim Trommeln und Tanzen!

»Die Musik ist die Sprache der Engel«

Thomas Carlyle

Kristalle zur Förderung der Erdung

Das herrliche Reich der Kristalle unterliegt den Erdelementarwesen, den Zwergen und Gnomen, die das gesamte Erdreich beseelen und beschützen, wobei die individuellen Kristalle von den Kristall-Devas betreut werden. Gewisse Heilkristalle sind besonders geeignet, um unsere Erdung zu förden.

Trage diese Steine als Schmuckstück (Arm- oder Fußkette, Halskette oder Ring) oder als Trommelstein an deinem Körper. Bitte achte darauf, die Heilkristalle regelmäßig zu reinigen, indem du sie für eine kurze Weile in eine Glas- oder Porzellanschüssel mit klarem Wasser legst, dem ein wenig Meersalz zugesetzt wurde.

Hämatit (Blutstein): fördert die Eisenaufnahme und somit auch die Bildung von roten Blutkörperchen. Er wirkt kräftigend.
Schwarzer Onyx: Fördert das Selbstbewusstein und Durchsetzungsvermögen. Heilt Erkrankungen des inneren Ohres = Balance.
Obsidian: Hilft bei niedrigem Blutdruck und Zittern. Setzt latente Begabungen frei und ist ein guter Schutzstein.
Rauchquarz: Dieser Heilstein lindert Schmerzen und hat krampflösende Eigenschaften. Löst Anspannungen auf und erhöht die Belastbarkeit. Bringt Stabilität.
Schwarzer Turmalin (Schórl): Wirkt schmerzlindernd und entspannend. Schützt vor negativen Erden- und Computerstrahlen.
Karneol: Regt Kreislauf und Durchblutung an. Vermittelt Standfestigkeit und fördert Mut, Aktivität und gute Stimmung.
Granat: Stärkt die Konstitution, Herz, Gehirn und Kreislauf. Vermittelt uns Durchhaltevermögen, Mut und Lebenskraft.

Hyazinth: Schenkt Optimismus, Ehrgeiz und Klarheit. Schützt vor geistiger Verwirrung und magischen Attacken. Schützt das Solarplexuschakra und ist ein guter Reisestein.

Um nach der Reinigung des Heilkristalls oder Kristallschmucks dessen Energie noch zu vervielfachen, schlage ich dir folgende Licht-Weihe vor:

Licht-Weihe für Heilkristalle oder Kristallschmuck:

- Halte den Heilkristall in der linken Hand (deine Herz-Hand) und lege die rechte Hand über die linke.
- Begrüße die Deva des Kristalls und bedanke dich bei ihr, dass sie fortan zu deiner Heilung beitragen wird.
- Bitte Erzengel Uriel, der im Allgemeinen für Erdung zuständig ist, um seinen himmlischen Segen.
- Ein wunderbar goldener Lichtstrahl wird in dein Kronenchakra einfließen, von dort weiter in dein Herzchakra und durch deine Arme in deine Handchakren und wird sogleich von der Kristall-Deva freudig angenommen und absorbiert. Es ist gut möglich, dass du empfindest, wie der Stein (oder das Schmuckstück) in deiner Hand warm wird und bisweilen vibriert. In vielen Fällen bekommt man nach einigen Minuten das Gefühl, dass der Stein mit den Handchakren verschmolzen ist. Wir spüren nicht mehr, wo das Selbst aufhört und der Stein beginnt. Ein wunderbares Erlebnis und eine Bestätigung dessen, dass wir in Wahrheit alle EINS sind ...
- Bedanke dich bei Erzengel Uriel für die Weihe deines Heilkristalls.
- Nimm dir noch einige Minuten Zeit, dich mit der Deva des Heilkristalls enger zu verbinden.
- Danke der Kristall-Deva für ihre Liebesdienste.

(Mehr über dieses Thema erfährst du in meinem Buch » Kristallheilung mit den Erzengeln«, erschienen bei Heyne 2007, oder bei dem Besuch der Erzengel-Kristallheil-Kurse, welche ich periodisch österreichweit abhalte.)

Räuchern

In den meisten Traditionen dieser Welt existiert das Ritual des Räucherns, das Verbrennen von Hölzern, Harzen und Kräutern. Die Elementarwesen des Feuers, die Salamander, helfen dabei, grobstoffliche Substanzen in Rauch umzuwandeln, der die Essenz der Stoffe auf die nächst höhere feinstoffliche Ebene trägt. Durch den so entstandenen »Heiligen Rauch« entwickelt sich eine Verbindung von Erde und Himmel und gleichzeitig auch eine Vermittlung zwischen dem Irdischen und dem Himmlischen. Unter all den Räucherwerken ist die Myrrhe (semitisch murr = bitter, das Harz des Baumes Commiphora myrrha) eine der bestgeeigneten Substanzen. Myrrhe beruhigt, lässt uns klar denken und verhilft uns zur Erdung. Bitte nicht vergessen, die Salamander mit einer einfachen Einladung um ihre Hilfe zu bitten. Dein Räuchern wird umso erfolgreicher sein.

Licht-Einladung an die Salamander:

»Liebe Salamander! Ich lade euch zu meinem Erdungs-Ritual ein und bedanke mich von Herzen für den Erfolg der Räucherung!«

Gärtnern, Kochen, Malen, Töpfern

Dies sind einige Vorschläge, dich in deiner Freizeit mit erdenden Aktivitäten zu beschäftigen, die nicht nur zusätzlich eine wunderbare Balance zu unserem eher »kopflastigen« Berufsleben bieten, sondern auch die kreative Ader fördern. Denn wenn die Seele ein gewisses Entwicklungsstadium erreicht hat, dann strebt sie danach, sich in verschiedenen Formen kreativ auszudrücken. Ein klarer Ausdruck des schöpferischen Aspekts der Seele, dessen Verwirklichung Teil deines Erdenweges ist. Um dich auf deinem Weg zum »Mitschöpfer Gottes« zu fördern, schlage ich dir folgende Licht-Affirmationen vor:

Licht-Affirmationen:

Ich öffne mich meinem göttlichen Potential und übergebe alle bewussten und unbewussten Ängste, dieses nicht erfüllen zu können, dem Erzengel Michael!
Ich bin ein/eine Sohn/Tochter Gottes!
Gott, die Engel und das gesamte Universum lieben mich!
Ich bin, die/der ich bin. Ich bin das Licht.
Ich bedanke mich von Herzen für die Gnade, als Mitschöpfer Gottes auf Erden wirken zu dürfen!

Gnade
Durch die Gnade Gottes sehe ich.
Durch die Gnade Gottes höre ich.
Durch die Gnade Gottes rieche ich.
Durch die Gnade Gottes schmecke ich.
Durch die Gnade Gottes denke ich.
Durch die Gnade Gottes spreche ich.
Durch die Gnade Gottes fühle ich.
Durch die Gnade Gottes bin ich.

Durch die Gnade Gottes sind wir EINS: du und ich,
die Schöpfung, der Schöpfer und das Erschaffene,
die Heilige Dreieinigkeit.
Und dafür bin ich unendlich dankbar.

(Aus meinem Buch »Worte der Liebe und des Lichts«, erschienen bei Ansata 2005)

Lichtarbeiten zur Verbindung mit Mutter Erde

Nun sind wir schlussendlich beim metaphysischen Teil des Erdungsprozesses angelangt. Dieser sollte stets eine Voraussetzung jeglicher Lichtarbeit sein, sei dies eine Selbstheilung oder die Heilung anderer, eine Meditation, Affirmation, Visualisierung, Seelenreise oder eine andere Lichtarbeit. Mit Hilfe der Lichtübungen verbinden wir uns geistig und energetisch mit Gaia.

Desto stärker wir in die irdische Energie der Mutter Erde verankert sind, desto mehr himmlische Energie können wir in unser Energiesystem aufnehmen. Es folgt eine Auswahl von Licht-Verbindungen, die du nach Lust und Laune verwenden kannst. Bitte beachte: Die ersten fünf Teile dieser Übung bilden die Basis für die weitere Licht-Verbindung, daher bleiben diese konstant.

1. Licht-Verbindung – Die Kraft deiner goldenen Wurzeln

- Setze dich aufrecht, mit geradem Rücken und Füßen, flach auf dem Boden platziert, auf einen Stuhl.
- Richte deine Aufmerksamkeit auf deinen Atem, ein Heiliges Instrument, welches göttliche Energie, das Prana, in deinen physischen und in all deine feinstofflichen Körper lenkt.
- Du bist von einer goldenen Energie-Wolke des universalen Heilungslichts umgeben. Spüre, wie dieser Ausdruck der kosmischen Liebe dein Herz erwärmt.
- Nun beginne, die heilende Energie sanft durch deine Nase

ein- und durch deinen Mund auszuatmen. Praktiziere dies für ein Minimum von drei Atemzügen.

- Als Nächstes richte bitte deine Aufmerksamkeit auf deine Fußsohlen und dein Steißbein, setze geistig die Intention der Erdung und erlaube, dass von diesen goldene Wurzeln sprießen.
- Die kräftigen goldenen Wurzeln finden ihren Weg von ganz alleine durch den Fußboden, durch die Grundmauern deines Hauses und weiter durch die Schichten der Erden, bis sie im Erdmittelpunkt eine uralte Felshöhle vorfinden.
- In dieser Höhle stehen schon die Zwerge und Gnome bereit, um deine Wurzeln liebevoll zu empfangen. Sie sind mit Bürsten und Schrubbern ausgerüstet und machen sich sofort daran, deine Wurzeln zu reinigen und von etwaigen Verstopfungen zu befreien. Diese Intensiv-Reinigung dauert ein Weilchen, bitte lasse dir Zeit! Es kann sein, dass du das Gefühl bekommst, dass deine Fersen kribbeln oder auch dass deine Fuß-Chakren sich ausdehnen, ein gutes Zeichen. (Die Reinigung funktioniert auch, wenn du dies nicht wahrnimmst.) Du wirst intuitiv wissen, wann die Reinigung vollbracht ist. Bedanke dich bei dem arbeitsamen Völkchen.
- Nun erlaubst du deinen Wurzeln, den Boden der Höhle zu durchbohren und noch weiter in Richtung Erdmittelpunkt, wo sie ein versteinerter, uralter Eichenstamm erwartet, zu wachsen.
- Kaum sind die Wurzeln an ihrem Ziel angekommen, umschlingen sie flink die uralte Eiche und sind somit prächtigst verankert!
- Deine Wurzeln sind nun »zu Hause« angekommen und fühlen sich wohl. Du kannst die Wurzeln auch nach der Vollendung deiner Lichtarbeit in der uralten Eiche verankert belassen!

- Bedanke dich für das göttliche Licht und die Hilfe der Zwerge und Gnome.

2. Licht-Verbindung – Verknüpfung mit dem Herzchakra unserer Mutter Erde

- Setze dich aufrecht, mit geradem Rücken und Füßen, flach auf dem Boden platziert, auf einen Stuhl.
- Richte deine Aufmerksamkeit auf deinen Atem, ein Heiliges Instrument, welches göttliche Energie, das Prana, in deinen physischen und in all deine feinstofflichen Körper lenkt.
- Du bist von einer goldenen Energie-Wolke des universalen Heilungslichts umgeben. Spüre, wie dieser Ausdruck der kosmischen Liebe dein Herz erwärmt.
- Nun beginne, die heilende Energie sanft durch deine Nase ein- und durch deinen Mund auszuatmen. Praktiziere dies für ein Minimum von drei Atemzügen.
- Als Nächstes richte bitte deine Aufmerksamkeit auf deine Fußsohlen und dein Steißbein, setze geistig die Intention der Erdung und erlaube, dass von diesen goldene Wurzeln sprießen.
- Die kräftigen goldenen Wurzeln finden ihren Weg von ganz alleine durch den Fußboden, durch die Grundmauern deines Hauses und weiter durch die Schichten der Erden, bis sie im Erdmittelpunkt eine prächtig leuchtende Smaragdgrotte vorfinden. Deine Wurzeln sind im Herzchakra unserer Mutter Erde angekommen.
- Begrüße Mutter Erde und drücke ihr deine Dankbarkeit für ihre bedingungslose Liebe aus.
- Nun nehmen die Kristall-Devas des Smaragdes deine Wurzeln freudig in Empfang, um sie einer fabelhaften Intensivreinigung unterziehen. Erlaube den Devas etwas Zeit, um ihr Werk zu vollbringen.

- Sobald deine Wurzeln regeneriert sind, richtest du deine Aufmerksamkeit auf die herrliche Smaragdgrotte, auf deren Grund sich während der Reinigung deiner Wurzeln eine heilende, smaragdgrüne Flüssigkeit angesammelt hat. Ein Geschenk von Mutter Erde an dich!
- Lasse nun deine Wurzeln für eine kleine Weile in diesem heilsamen Wasser baden, welches gerade die richtige Badetemperatur hat und sich wohlig und seidig anfühlt.
- Wenn sich deine Wurzeln erfrischt haben, dann atme tief durch die Nase ein und lasse zu, dass die heilende Smaragdflüssigkeit durch deine hohlen Wurzeln in einer sanften Welle in deinem Körper emporsteigt.
- Die Welle steigt mit dem Einatmen bis über dein Kronenchakra und fließt dann beim Ausatmen durch deine Aura ab, zurück ins Erdreich, wo sie auf ihrem Weg all das mitnimmt, was dir in diesem Heiligen Moment nicht mehr von Nutzen ist. Alle Altlasten dürfen sich auf Nimmerwiedersehen verabschieden und du darfst dich für die Lehren, welche sie dir erteilt haben, bedanken.
- Bitte wiederhole diese heilende Atmung ein Minimum von drei Mal.
- Wenn du ein Gefühl der Erleichterung wahrnimmst, mit welchem oft ein Gefühl der Freude einhergeht, dann ist es Zeit, deine Wurzeln sanft aus der Heilflüssigkeit und folglich aus der Smaragdgrotte herauszuziehen. In der nächst höheren Schicht ist der Smaragd solide und deine Wurzeln haben es ein Leichtes, dort Fuß zu fassen und sich zu verankern.
- Du kannst deine Wurzeln auch nach Abschluss deiner Lichtarbeiten im Smaragdkristall belassen.
- Bedanke dich bei Vater/Mutter Gott, Mutter Erde und den Kristall-Devas!

3. Licht-Verbindung – Baum-Meditation

- Setze dich aufrecht, mit geradem Rücken und Füßen, flach auf dem Boden platziert, auf einen Stuhl.
- Richte deine Aufmerksamkeit auf deinen Atem, ein Heiliges Instrument, welches göttliche Energie, das Prana, in deinen physischen und in all deine feinstofflichen Körper lenkt.
- Du bist von einer goldenen Energie-Wolke des universalen Heilungslichts umgeben. Spüre, wie dieser Ausdruck der kosmische Liebe dein Herz erwärmt.
- Nun beginne, die heilende Energie sanft durch deine Nase ein- und durch deinen Mund auszuatmen. Praktiziere dies für ein Minimum von drei Atemzügen, so lange, bis du dich entspannt fühlst.
- Stelle dir nun vor, du wanderst durch einen Wald und eine uralte, weise Eiche gewinnt dein Augenmerk. Gehe auf die Eiche zu, umarme sie herzlichst und begrüße den innewohnenden Baumgeist.
- Frage den Baumgeist, ob du dich mit den Wurzeln der Eiche verbinden darfst.
- Als Nächstes richte bitte deine Aufmerksamkeit auf deine Fußsohlen und dein Steißbein, setze geistig die Intention der Erdung und erlaube, dass von diesen goldene Wurzeln sprießen. Deine Wurzeln wachsen in das Erdreich und verbinden sich mit den Wurzeln der alten Eiche.
- Mit dem nächsten Atemzug fließen die Weisheit, die Kraft und die Stärke der Eiche in deinen physischen sowie in all deine feinstofflichen Körper.
- Es ist ein wunderbares Erlebnis und du merkst, wie du mit jedem Atemzug mehr energetisiert und besser geerdet bist. Genieße diese Vitalisierung!
- Erlaube dir genug Zeit, um aufzutanken, und bedanke dich zum Abschluss bei dem Baumgeist für das wunderbare Energiegeschenk.

- Ziehe deine Wurzeln aus den Baumwurzeln heraus und hinauf durch das Erdreich, wo sie in ca. 1 Meter Tiefe breit verwurzelt verweilen können.
- Bedanke dich für das göttliche Licht und bei Mutter Erde für all die Gaben, die sie dir beschert!

»Segne die Welt und die Welt segnet dich!«

2. Bewusste Licht-Verbindung mit deiner Aura und den Chakren

Die Aura – Ausdruck deiner Seele

Alle Lebewesen sind von einem elektromagnetischen Energiefeld umgeben. Dein Energiefeld, auch die Aura genannt, ist ein unsichtbares, lebendiges, pulsierendes Energiefeld, das, für hellsichtige Erdenengel sichtbar, deinen physischen Körper umgibt. Dieses Feld setzt sich aus sieben ineinandergehenden unterschiedlichen Schichten der feinstofflichen Körper des Menschen zusammen. Jeder Mensch hat eine ganz individuelle Aura, man kann sie als Lichtkörper bezeichnen, welche den physischen Körper durchdringt und gleichzeitig umgibt. Die Aura beherbergt nicht nur unsere Seele, sondern ist auch ihr energetischer Ausdruck hier auf Erden und reflektiert unsere ganz individuellen geistigen, mentalen, emotionalen und körperlichen Persönlichkeitsmerkmale.

Jeder der feinstoffliche Körper der Aura hat seine eigene, bestimmte Schwingungsfrequenz, die jeweils einer bestimmten Schwingungsebene entspricht, wobei unser physischer Körper (die feste Materie) die niedrigste (langsamste) Schwingungsfrequenz aufweist und die weiteren feinstofflichen Körper von Schicht zu Schicht zunehmend höher schwingen.

Die 7 feinstofflichen Körper der Aura sind mit den

7 Haupt-Chakren/Energiezentren des Menschen verbunden und besitzen die gleiche Energie und Schwingung wie diese (mehr davon etwas später). Die Aura nimmt über die Silberschnur (im Hinduismus als »sutratma« – Lebensfaden bezeichnet), die mit unserem Heiligen Höheren Selbst permanent verbunden ist, kosmische Energie = Licht + Liebe aus der Urquelle des Seins (Vater/Mutter Gott) auf und leitet sie als lebensspendende Nahrungsquelle an all die feinstofflichen Körper und auch an den physischen Körper weiter.

Zum Zeitpunkt unseres Todes beginnt sich mit dem Austritt unserer Seele aus dem Körper die Silberschnur mehr und mehr zu dehnen, bis sie in der Todessekunde dann zerreißt und die Seele wieder nach Hause zum Heiligen Höheren Selbst zurückkehrt. Dieser Vorgang wird sogar in der Bibel – Ecclesiastes/Prediger 12:6-6 beschrieben: »Ja, ehe die silberne Schnur zerreißt, die goldene Schale bricht, der Krug an der Quelle zerschmettert wird, das Rad zerbrochen in die Grube fällt, der Staub auf die Erde zurückfällt als das, was er war, kann der Atem (Geist) nicht zu Gott zurückkehren, der ihn gegeben hat.« Die Silberschnur nimmt kosmische Energie = Licht + Liebe auf und leitet sie sozusagen als Nahrungsquelle an all die feinstofflichen und auch an den physischen Körper weiter.

Durch das Medium der Aurafotografie (entwickelt von Nicola Tesla 1891) haben wir heutzutage die Möglichkeit, die Farben der Schichten der Aura zu bestaunen und auch zu analysieren. (Die Aurafotografie ist eine fotografische Sichtbarmachung des bioenergetischen Energiespektrums. Somit werden elektromagnetische Energiefelder angezeigt, die die Aura widerspiegeln.) Die Farbe und Intensität der Aura gibt Aufschluss über den körperlichen, geistigen, emotionalen, mentalen und spirituellen Zustand des Menschen und unterliegt ständigen Veränderungen, die von äußeren Einflüssen, Gedanken und Handlungen ausgehen. Vielleicht hattest du schon einmal das

Gefühl, »neben dir zu stehen«? Dann ist die Aura »verrückt« (im zweifachen Sinn des Wortes) und muss wieder zentriert werden.

Diese Fluktuationen können eine Reihe von Ursachen haben: emotionale Ereignisse, Schock, Krankheit und auch schlechtes Wetter zum Beispiel beeinflussen die Vitalität der Aura im negativen Sinn und lassen die Farben der Aura blass, dunkel, oft auch nebelhaft erscheinen. Mögliche zukünftige Krankheiten können sich schon lange, bevor sie sich körperlich manifestieren, in der Aura als Belastung zeigen.

Daher kann man Energiearbeit mit der menschlichen Aura durchaus als energetische Vorsorgemedizin positiv bewerten. Wenn wir auf allen Ebenen des Seins gesund sind, dann präsentiert sich unsere Aura strahlend, kräftig und in brillanten Farben. Je gesünder die Aura, desto mehr dehnt sie sich aus, je schwächer sie ist, desto mehr zieht sie sich zusammen.

Die sieben Schichten der Aura:

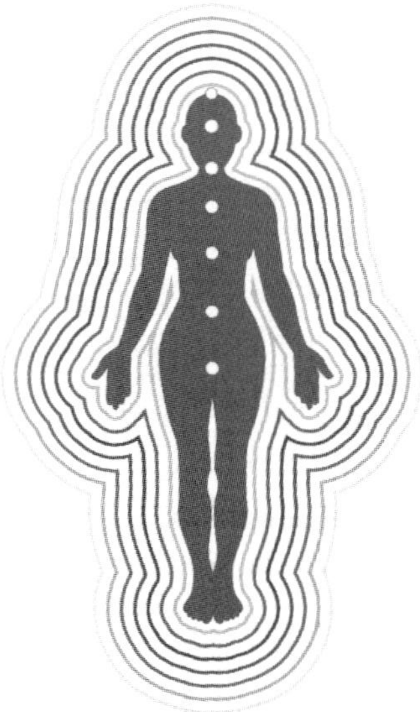

Auf der physischen Ebene befinden sich:

1. Der Ätherkörper – unterer ätherischer Aspekt – Körperfunktionen (Schmerz, Lust)
2. Der Emotional-Körper – unterer emotionaler Aspekt – Gefühlsleben
3. Der Mental-Körper – unterer mentaler Aspekt – Intellekt, Gedankenformen

Auf der astralen Ebene befindet sich:

1. Der Astral-Körper – Liebe zur Menschheit

Auf der spirituellen Ebene befinden sich:

1. Der ätherische Negativkörper – physischer Aspekt – Höherer Wille
2. Der Spiritual-Körper – himmlischer Körper – emotionaler Aspekt – Höhere Liebe
3. Kausal- oder Ketherischer Körper – Atman-Körper – mentaler Aspekt? Lebensplan, Höheres Bewusstsein

Welche Faktoren können meine Aura schwächen?

- Negative Emotionen und Gedankenmuster
- Negative Energieverbindungen mit anderen Menschen
- Elektrosmog, Strahlungseinwirkung durch Computer, Handys, Mikrowellen etc.
- Geopathologische Störzonen wie Erdstrahlen und Wasseradern
- Langzeit-Stress und Überanstrengung
- Schlafmangel
- Bewegungsmangel
- Mangel an Frischluft
- Mangelhafte Ernährung
- Gifte (Pestizide in Nahrung, Getränken und Kosmetika)
- Nikotin und Alkoholkonsum

Wie kann ich meine Aura auf der physischen Ebene schützen und stärken?

- Viel Schlaf
- Sport, frische Luft, in der Natur spazieren gehen
- Gesunde Ernährung mit vielen frischen Früchten und Gemüse
- Durch das Tragen von Schutzsteinen, hier einige Vorschläge:
  Turmalin grün und schwarz: aktiviert den Selbstschutz
  Amazonit: Schutzstein der Indianer, bringt die Lebensenergie zum Fließen
  Lapislazuli: Heil- und Schutzstein der Griechen, Römer und Indianer, hilft, deinen Weg zu gehen
  Türkis: von den Ägyptern, Griechen und Indianern als Schutzstein verehrt, fördert innere Ruhe und Gelassenheit
- Durch die Verwendung von Essenzen:
  Bachblüten: Notfallsspray zum Schutz und zur Selbstheilung
  Aura-Soma Rot/Tiefrot: Energie-Schutz-Erdung

Aura-Soma Meisteressenzen: Nr.7 Blassviolett-
St. Germain, Heilung auf allen Ebenen
Anwendung der verschiedenen Essenzen:
Auf linken Puls auftragen, verreiben und mit großzügigen Handbewegungen in die Aura einbringen. Sooft es dir notwendig erscheint, wiederholen.

Wie kann ich meine Aura reinigen?
Auf der physischen Ebene durch Duschen und Meersalzbäder, auf der feinstofflichen Ebene durch Reinigungsmeditationen (auch »Clearing« genannt). Ich darf folgende Lichtarbeiten zur Reinigung deiner Aura vorschlagen:

Energiemedizin zur Reinigung/Clearing der Aura

1. Licht-Reinigung: Der Kristall-Wasserfall

- Erde dich mit Hilfe der goldenen Wurzeln.
- Verbinde dich mit deinen Schutzengeln, indem du sie von Herzen einlädst, dich auf eine Licht-Reise zu begleiten. Nach kurzer Zeit wirst du ihre Gegenwart wahrnehmen.
- Die Schutzengel fassen dich bei den Händen und ihr besteigt zusammen eine goldene Wendeltreppe, die sich vor dir im Raum manifestiert. Die Wendeltreppe windet sich langsam weiter und weiter hinauf und endet auf einer goldenen Plattform.
- Du blickst dich um und merkst, dass du dich in einer kristallinen Welt befindest. Vor dir erhebt sich ein herrlicher Amethyst-Kristallberg, welcher im kristallinen, hellen Sonnenlicht wunderschön strahlt und glänzt. Du erfreust dich seiner Energien und fühlst, wie sich dein Herz öffnet.

- Die Schutzengel geleiten dich in Richtung Kristallberg und du kannst soeben das Rauschen von Wasser wahrnehmen. Einige Schritte noch und vor dir bietet sich das herrliche Bild eines rauschenden Wasserfalles, welcher aus dem Amethyst-Berg hervorquillt.
- Zusammen mit den Schutzengeln wanderst du weiter in Richtung des Kristall-Wasserfalls und ihr erreicht in Kürze den Fuß des Amethyst-Berges, wo sich ein in den Stein gehauener Pfad in dessen Richtung schlängelt.
- Unterstützt von den Schutzengeln erklimmst du den Pfad und im Nu gelangst du an den Rand des Beckens, in welches sich der Wasserfall ergießt. Dort überlässt du den Schutzengeln deine alte Kleidung.
- Begib dich in das Becken und stelle dich direkt unter das wie von Millionen von Diamanten funkelnde, sprühende Wasser. Fühle, wie es dich voller Vitalität und Kraft erfrischt und auf deiner Haut prickelt. Genieße diese Sensation für ein Weilchen.
- Nun lasse zu, dass zuerst das zutiefst reinigende Amethyst-Heilwasser in dein Kronenchakra einströmen und durch deine Chakren fluten darf, auch deine Hand- und Fuß-Chakren öffnen sich und erlauben den Austritt des Kristallwassers.
- In weiterer Folge fließt das Heilwasser in einem steten Strom von Kopf bis Fuß und nimmt all das, was in deinen Chakren und auch in deinem Körper, deinen Organen nicht Liebe und Harmonie ist, mit sich hinweg.
- Du kannst beobachten, wie das »schmutzige«, unreine Wasser über den Kristallberg hinunter abläuft und auf diese Weise entsorgt wird.
- Verbringe so viel Zeit unter dem heilenden Amethyst-Wasserfall, wie du brauchst, um dich innerlich und äußerlich erfrischt und energetisch gereinigt zu fühlen!

- Nach dieser wunderbaren Power-Reinigung steigst du aus dem Becken, wo dich deine Schutzengel erwarten und mit flauschigen, weißen Handtüchern sanft trocknen.
- Dann werden dir neue Roben gereicht. Du freust dich, weil dir die Kleider sehr gut gefallen und wie für dich geschneidert, eine perfekte Passform aufweisen.
- Zum Abschluss schenken dir deine Schutzengel Energieschmuck aus wertvollen, strahlenden Heilkristallen. Sie legen dir die Geschmeide an und du kannst die pulsierende Kraft der Heilkristalle förmlich spüren.
- Einer deiner Schutzengel zaubert nun aus den Falten seines Energiegewandes einen Spiegel hervor und fordert dich auf, dein »wahres Ich« darin zu betrachten. Was du auch tust und du bist erstaunt über das wunderschöne, strahlende Lichtwesen bist, welches dir aus dem Spiegel in die Augen blickt.
- Nun ergreifen die beiden Schutzengel abermals deine Hände und ihr wandert gemeinsam, vorbei an dem herrlichen Amethyst-Kristallberg, zurück zum Ausgangspunkt eurer Lichtreise, der goldenen Plattform, welche den Eingang zur Wendeltreppe markiert.
- Von dort geht es zusammen weiter, ganz langsam bitte, die vielen Windungen der Wendeltreppe hinunter, bis du wieder in deinem Raum angekommen bist.
- Bedanke dich von Herzen bei deinen Schutzengeln für ihr sicheres Geleit, ihre Liebe und Fürsorge. Sie umarmen dich beide und versichern dir, dass sie dich auf Schritt und Tritt begleiten, wie sie dies schon vom Anbeginn aller Zeiten, seit deiner ersten Inkarnation, getan haben.
- Zum Schluss sprich deine Dankbarkeit gegenüber den Devas des Amethyst-Kristallberges aus.

2. Licht-Reinigung: Die violette Flamme

Erläuterung zur »violetten Flamme«: Diese wurde in Abertausenden von Jahren von vielen Kulturen dieser Erde verehrt, dazu in etlichen Ritualen zur Reinigung und Transformation negativer Energien eingesetzt und ist dann langsam in Vergessenheit geraten. In neuerer Zeit hat sie der aufgestiegene Meister und Mitglied »der Weißen Bruderschaft « St. Germain wieder an das Licht des Tages gebracht. (Die »Weiße Bruderschaft« arbeitet für das Wohl der Menschheit im Lichte Gottes und es gehören ihr unter anderem an: die sieben Erzengel, die sieben Elohim und eine Reihe von aufgestiegenen Meistern, darunter Sananda – Jesus, Maria – Mutter Gottes, Gautama Buddha, Meister Konfuzius, Kwan Yin, Hilarion, Kuthumi, Serapis Bey, El Moyra, Paul der Venezianer, White Eagle und einige mehr.)

- Erde dich mit Hilfe deiner goldenen Wurzeln und verankere diese im Erdmittelpunkt in einem mächtigen, riesengroßen Blutstein/Hämatit.
- Lade Erzengel Michael ein und ersuche ihn um Schutz.
- Nun richte deine Aufmerksamkeit auf deine Wurzeln, und zwar auf einen Punkt etwa einen Meter unter deinen Fuß-Chakren.
- Bitte um das Erscheinen der Heiligen violetten Flamme zur Reinigung deines Selbst auf allen Ebenen des Seins. Dieser Vorgang wird einige Minuten dauern.
- In der Zwischenzeit formuliere, falls möglich laut gesprochen, drei Mal die folgende Intention:
- Unter dem Schutz des Erzengel Michael erlaube ich der violetten Flamme meine bewussten und im Unterbewusstsein verborgenen Schmerzen, Emotionen der Angst und Gedankenmuster, welche mir in dieser Heiligen Minute nicht mehr dienlich sind, zu lösen und zu göttlichem Licht zu transformieren. Ich danke von Herzen für die vollbrachte Transformation und daraus erfolgte Heilung.«

- Bald wirst du bemerken, wie sich unter deinen Fuß-Chakren eine violette, hell lodernde Flamme manifestiert, deren Feuer sich kühl anfühlt. Erlaube einige Minuten zur Entfaltung des Heiligen Feuers, welches jede Zelle deines Körpers durchdringt, reinigt und heilt.
- Nun beginnt die violette Flamme langsam in einer spiralenförmigen Bewegung durch die Schichten des Erdreichs emporzubrennen. Es ist Zeit für die folgende, drei Mal gesprochene, wichtige Affirmation: »Ich BIN die violette Flamme, die in mir brennt.«
- Bald erreicht das Heilige Licht dein Wurzelchakra und damit zugleich deinen physischen Körper.
- Dein Atem ist ein Instrument der Reinigung, somit erlaubst du beim Einatmen Heilung durch die violette Flamme und beim Ausatmen lässt du bewusst all das los, was »nicht Liebe« ist.
- Mit jedem Atemzug (wenn möglich durch die Nase ein- und durch den Mund ausatmen) brennt das Heilige Feuer heller und intensiver.
- Die violette Flamme, beschützt vom Erzengel Michael und geleitet von St. Germain und deinem Heiligen Höheren Selbst, findet langsam, aber beständig ihren Weg aufwärts durch das ganze Chakren-System sowie die Schichten, Lagen und Organe deines physischen und feinstofflichen Körpers. Dieser Vorgang kann von physischen Symptomen, wie wiederholtem Gähnen, Kribbeln, Prickeln, Jucken, Kitzeln oder dem Auftreten einer Gänsehaut begleitet sein.
- Mit jedem Atemzug beginnst du dich nun befreiter, leichter und damit heiterer zu fühlen.
- Erlaube genügend Zeit für diesen Lichtprozess.
- Sobald die violette Flamme über deinen Kopf und dein Kronenchakra hinausgelangt ist und deine Aura plus deinen gesamten Körper wie das Licht einer himmlischen

Kerzenflamme einhüllt, beginnt sie mit der Reinigung und Transformation deiner Aura.

- Erlaube einige Minuten für die Lichtarbeit an deiner Aura, welche meist wiederum von den verschiedensten physischen Symptomen begleitet sein kann.
- Wenn der Lichtprozess abgeschlossen ist, zieht sich die violette Flamme langsam und stetig wieder in die Mutter Erde zurück.
- Bedanke dich von Herzen bei Erzengel Michael für seinen Schutz, bei St. Germain, dem Hüter der Heiligen violetten Flamme, und bei Mutter Erde, den Salamandern und den Kristall-Devas des Blutsteines für ihre Liebesdienste.
- Wichtig: Erde dich noch einmal zur Beendigung dieser Licht-Reinigung.

3. Licht-Reinigung: Der göttliche Diamant

- Erde dich gut mittels deiner goldenen Wurzeln und ankere diese im Erdmittelpunkt in einem riesigen Granit-Felsen.
- Erbitte den Schutz des Erzengel Michael.
- Richte deine Aufmerksamkeit auf deinen Heiligen Atem und atme drei Mal ganz langsam durch die Nase ein und durch den Mund aus.
- Mit jedem Atemzug intensiviert sich deine Verbindung mit deinem Heiligen Höheren Selbst.
- Nun wirst du auf ein zartes, reinweißes Licht aufmerksam, welches dich zu umfließen beginnt. Es hüllt dich sachte in Licht und Liebe ein. Genieße dieses Gefühl und atme weiter sanft in deinem eigenen Rhythmus ein und aus.
- Mit jedem Atemzug verstärkt sich das weiße Licht, welches nun zu leuchten und intensiv zu schimmern und schillern anfängt.

- Circa 30 cm über deinem Kronenchakra verdichtet sich das weiße Licht zusehends und beginnt nun, einen funkelnden Diamanten zu bilden. Die Facetten des himmlischen Diamanten schimmern in allen Farben des Regenbogens. Jede der unzähligen Facetten reflektiert einen Heiligen Aspekt Gottes.
- Jetzt strömt brillantes Kristalllicht aus dem Inneren des göttlichen Diamanten auf dich aus. Das Diamantlicht verkörpert die pure Kraft der Schöpfung.
- Die Wellen des reinigenden und heilenden Lichts dringen sanft in dein Kronenchakra ein und durchfluten dich.
- Mit jedem neuen Atemzug erreicht dich eine himmlische Welle aus dem göttlichen Diamanten.
- Atme sieben Mal Licht und Liebe ein und all das, was nicht Liebe ist, aus.
- Dein Körper, dein Geist und deine Seele freuen sich, denn sie dürfen alten Ballast loslassen.
- Blockaden beginnen sich, wie alte Energieschlacken, zu lösen, sie haben nicht die Kraft, dem göttlichen Licht zu widerstehen.
- Jede neue Welle des Diamantlichts bringt dir Licht, Liebe, Freude, Friede und Hoffnung.
- Das brillante Licht hat seine eigene Intelligenz und ist von deinem Höheren Selbst gesteuert, daher findet es zielstrebig seinen Weg durch deine Chakren, deine Organe und deinen Körper. Keines deiner fein- oder grobstofflichen Atome wird vergessen, alle werden gereinigt!
- Du wirst intuitiv spüren, wenn diese Lichtreinigung zu Ende ist.
- Der Diamant wird wieder in das weiße Licht Gottes absorbiert.
- Richte deine Aufmerksamkeit noch einmal auf deine goldenen Wurzeln, welche im Granitfelsen verankert sind und versichere dich dessen.

- Zum Abschluss bedanke dich bei Gott für diese himmlische Gabe, bei Erzengel Michael für seinen Schutz und letztlich bei Mutter Erde und den Devas des Granitfelsens für deine exzellente Erdung.

»Wer seinen eigenen Weg geht, dem wachsen Flügel.«
ZEN-Weisheit

Energiemedizin zum Schutz der Aura:

1. Licht-Schutz: Die Erzengel-Michael-Kristallpyramide:

- Erde dich mittels deiner goldenen Wurzeln. Sende diese zum Mittelpunkt der Erde, wo sie ein riesiges Gold-Nugget vorfinden. Die Wurzeln dringen in die weiche Schale des Goldklumpen ein und fühlen sich sogleich in dieser Energie gut aufgehoben.
- Nun rufe Erzengel Michael an und ersuche ihn um das Geschenk seiner Kristallschutzpyramide.
- Es dauert nicht lange und du bist vom heilenden und energetisierenden blauen Licht dieses mächtigen Erzengels umgeben, welches sich oftmals wie ein kühler Lufthauch anfühlt.
- Richte deine Aufmerksamkeit auf deinen Atem und beginne, diese kräftigende Energie durch deine Nase einzuatmen, und erlaube und lasse zu, dass, wenn du durch den Mund ausatmest, aller in deinem Energiefeld angesammelte Stress, sei dieser mentaler, emotionaler oder physischer Natur, durch deinen Mund entweichen darf.
- Wiederhole diese tiefen Atemzüge ein Minimum von sieben Mal.
- Mit jedem Atemzug verbindest du dich enger mit der Energie

des herrlichen Erzengels und mit jedem Ausatmen lässt du mehr und mehr los. Alte, verbrauchte Energie darf gehen und neue, stärkende Energie darf kommen und du nimmst diese dankend an!

- Nachdem dieser Lichtprozess beendet ist und du dich erfrischt und aufgerichtet fühlst, beginnt Erzengel Michael mit der Manifestation deiner Kristallschutzpyramide.
- Bald spürst du einen sanften Energiewirbel über deinem Kronenchakra. Du blickst nun mit deiner inneren Sicht hinauf und beobachtest, wie eine wunderbar leuchtende, blitzblaue, kristalline Pyramide, welche am Boden offen ist, sich langsam über deine Aura stülpt. Dieser Vorgang ist von einem wunderbar leichten Gefühl begleitet und oft mit einem Kribbeln der Haut verbunden.
- Die Kristallpyramide, deren Spitze gekappt ist, verschmilzt wie ein Schutzschild unter sorgfältiger Anweisung des Erzengel Michael automatisch mit der äußersten Schicht deines Energiefeldes, der Aura.
- Erlaube einige Minuten zur Stabilisierung der Schutzpyramide.
- Kaum ist die blitzblaue Kristallpyramide energetisch solide, erscheinen die Elementarwesen der Erde, die Zwerge, mit vier aus solidem Gold gearbeiteten Ankern, welche sie an den vier Kanten der Pyramide befestigen und in der Erde sichern.
- Nun schreitet Erzengel Michael um deine Schutzpyramide herum und segnet diese mittels seines Lichtschwertes der Liebe und der Wahrheit.
- Bedanke dich bei Erzengel Michael, atme tief ein und erlaube deiner Aura, sich auszudehnen. Da die Aura sich sicher und geborgen fühlt, wird sie dieses auch sofort tun. Eine glückliche, gesunde Aura ist zugleich eine große Aura, welche mit ihrer Liebe alles einhüllt!
- Atme so lange weiter, bis du spürst, dass deine Aura sich zu ihrer vollen Größe entfaltet hat.

- Deine Aura ist das Haus deiner Seele, welche gerade das wunderbare Energiegeschenk einer stabilen »Mauer«, deine herrliche Kristallpyramide, erhalten hat.
- Genieße dies nun, indem du deine Schutzpyramide mit einem kleinen oder auch größeren Tänzchen einweihst!
- Du bist nun gut mit Mutter Erde verbunden, die blitzblaue Kristallpyramide ist stabil verankert und deine Verbindung mit den höheren Gefilden ist dadurch gewährleistet, da das göttliches Licht durch die Öffnung der Pyramide von oben einströmen kann.
- Die Kristallpyramide ist eine beständige Energiestruktur. Sie lässt Licht und Liebe zu dir vordringen und auch du kannst natürlich weiterhin Licht und Liebe ausstrahlen. Negative Einstrahlungen jeglicher Art wehrt sie mit Hilfe des Erzengel Michael für dich ab.
- Ich schlage vor, dass du Erzengel Michael morgens und abends um die Energetisierung und wenn notwendig Erneuerung deiner Lichtpyramide ersuchst, damit du gut geschützt und geerdet durch den Tag und auch die Nacht kommst.
- Bedanke dich von Herzen bei Erzengel Michael, den Devas des Gold-Nuggets und bei den Zwergen für ihre Liebesdienste.

2. Licht-Schutz: Der Schutzmantel des Erzengel Michael:

- Lasse deine goldenen Wurzeln durch die Schichten der Erde in Richtung Erdmittelpunkt sprießen, wo sie auf einen dunkelroten, leuchtenden Rubin stoßen. Sie finden ganz von alleine ihren Weg in das magnetische Innere des Rubins und sind sogleich gut und stabil verankert.
- Nun rufe Erzengel Michael an und ersuche ihn von Herzen um das Geschenk seines Heiligen Schutzmantels.
- Im Nu bist du von der himmlisch, blauen Energiewolke des

Erzengel Michael umhüllt. Die Energie des Erzengel Michael mag sich hin und wieder wie ein kühler Lufthauch anfühlen, welcher deinen Körper sanft umspielt.

- Dein Atem ist ein Heiliges Instrument, welches das göttliche Licht des Erzengel Michael in deinen physischen und deine feinstofflichen Körper befördert. Schenke jetzt deine Aufmerksamkeit diesem Heiligen Werkzeug.
- Atme sanft durch die Nase ein und durch den Mund aus. Mit jedem Atemzug nimmst du die heilsamen sanftblauen Energien des Erzengel Michael in dein Energiesystem auf.
- Du atmest aus und beschließt, all das, was dich in diesem Heiligen Moment in deinem Leben nicht mehr unterstützt, dich nicht mehr auf deinem weiteren Lebensweg in Liebe und Harmonie voranbringt, loszulassen.
- Wiederhole diese reinigende Atmung mindestens sieben Mal.
- Von Atemzug zu Atemzug wird deine Verbindung mit Erzengel Michael stärker und nachhaltiger. Je intensiver die Herzensverbindung mit dem herrlichen, kraftvollen Erzengel wird, desto mehr wirst du ihm vertrauen und kannst demzufolge zulassen, dass Erzengel Michael dich von deinen Altlasten befreit.
- Es wird hell um dich herum und du beginnst, dich von Minute zu Minute leichter, befreiter zu empfinden. Deine Aura beginnt zu strahlen und du hast das Gefühl, dich wieder in deiner Mitte zu befinden.
- Es ist Zeit, das Energiegeschenk deines Schutzmantels, welchen Erzengel Michael für dich vorbereitet hat, dankend anzunehmen.
- Erzengel Michael tritt nun in dein Energiefeld ein und wirft dir den Schutzmantel über. Der samtige Stoff des Schutzmantels ist blitzblau und hat ein lichtvolles, goldenes Futter. Er ist bodenlang und mit einer Kapuze und Trompetenärmeln, die bis zu den Handspitzen reichen, ausgestattet, darüber

hinaus ist er mit edlen Kristallschnallen entlang der Chakren verziert.

- Der Schutzmantel passt perfekt und du fühlst dich augenblicklich darin wohl.
- Du bist auf allen Ebenen gut behütet, zusätzlich mit der wunderbaren, universalen, goldenen Heilungsenergie versorgt und negative Energien werden fortan mittels dieser Schutzschicht von dir abgeschirmt.
- Ein Austausch von positiven Energien von außen nach innen und umgekehrt findet natürlich nach wie vor statt!
- Erfreue dich deines wunderbaren Schutzmantels und erinnere dich, diesen mit Hilfe des Erzengel Michael morgens und abends anzulegen.
- Bedanke dich bei Erzengel Michael für dieses Energiegeschenk und auch bei Mutter Erde und den Kristall-Devas des Rubins für ihre Liebesdienste.

3. Licht-Schutz: Das Erzengel-Michael-Aura-Ei

- Richte deine Aufmerksamkeit auf deine Fußsohlen und zugleich dein Steißbein und erlaube, dass von diesen drei Energiepunkten kräftige, goldene Wurzeln in Richtung Erdkern sprießen.
- Diese wachsen hurtig durch die Schichten der Erde, bis sie auf einen enormen, silberschwarz glänzenden Hämatitstein im Erdkern treffen. Die Wurzeln gleiten in ihn hinein und sind in diesem stark magnetischen Heilstein bestens verankert.
- Lade Erzengel Michael ein und bitte ihn, dass er das schützende Aura-Ei für dich bereitstellt.
- Gleich nachdem du diese Einladung innerlich ausgesprochen hast, wirst du dir einer strahlenden blauen Energie bewusst, welche dich nach und nach umhüllt. Es mag dich auch ein

kühler Lufthauch umwehen, welcher oft die Signatur des Erscheinens des Erzengel Michael ist.

- Werde dir deines Atems bewusst, welcher die heilkräftigen, reinigenden, strahlend blauen Energien des Erzengel Michael in dein gesamtes Energiesystem transportiert.
- Jeder bewusste Atemzug aktiviert und steigert zugleich deine Verbindung mit den kraft- und zugleich lichtvollen Energien des prächtigen Erzengel Michael.
- Fasse den Beschluss, mit Hilfe Erzengel Michaels tief auszuatmen und etwaigen Stress, Angst und Schmerzen auf allen Ebenen deines Seins loszulassen.
- Somit atme mindestens sieben Mal mit der Intention, die du soeben gefasst hast, das heilende Licht des Erzengel Michael ein und alles, was sich jetzt aus deinem Energiesystem verabschieden möchte, atmest du ganz ohne weiteres frei und ohne Behinderung aus.
- Du kannst spüren, wie jeder Atemzug erleichternd und befreiend auf dich wirkt. Die Seele freut sich und dein Körper freut sich, wenn sie loslassen dürfen! Es entsteht nun Raum für neue, frische, vitale Energie.
- Dein Herz öffnet sich und die Verbindung mit Erzengel Michael wird gefestigt und intensiviert. Seine Stärke, Güte und Liebe sind nun auch deine Stärke, Güte und Liebe. Du bist ein Teil seines Heiligen Herzens und er ist ein Teil von dir. Wir sind alle EINS!
- Ein Strom der Liebe, Wahrheit und Zuversicht ergießt sich in dein Herz, welches sich folglich warm und freudig beschwingt anfühlt.
- Jetzt ist es Zeit, mit Hilfe des Erzengel Michael dein Auraschutz-Ei aufzubauen und zu aktivieren: Stelle dir vor, du bist der Eidotter in einem Ei.
- Beobachte, wie Erzengel Michael den Raum, in dem normalerweise das Eiweiß wäre, mit goldener Energie füllt. Die

goldene, universale Heilungsenergie versorgt dein gesamtes Energiesystem.

- Nun manifestiert Erzengel Michael dort, wo sich normalerweise die Eierschale befinden würde, eine Schutzschicht aus starker, elektrisch blauer, neonhell leuchtender Energie. Diese Schutzschicht wird, bewacht von Erzengel Michael und gesteuert von deinem Höheren Selbst, je nach Bedarf dicker, dunkler und stärker oder dünner, heller und poröser sein.
- Ein Energieaustausch findet trotz Schutzschale natürlich statt, mit dem Unterschied, dass negative Energien durch das Schutz-Ei ausgefiltert werden.
- Genieße den Schutz deines Aura-Eis und verwende dieses entweder als täglichen Schutz morgens und abends oder in Situationen, die dich besonders fordern.
- Bedanke dich von Herzen bei Erzengel Michael für dieses Energiegeschenk und bei Mutter Erde und den Kristall-Devas des Hämatits für deren liebevolle Hilfe.

Die Chakren – Energiezentren des Lichts und ihre Verbindung mit den Erzengeln

Was ist ein Chakra?

Der Begriff Chakra kommt aus dem Sanskrit und bedeutet wörtlich: Rad, Diskus oder Kreis. Chakren sind im tantrischen Hinduismus, im buddhistischen Vaijrayana, im Yoga, in der traditionellen chinesischen Medizin und in vielen alten esoterischen Lehren anerkannt. Wir behandeln in diesem Buch die sieben Haupt-Chakren, die nach der Chakren-Lehre entlang der Wirbelsäule, in der senkrechten Mittelachse des Körpers angereiht sind, sowie die beiden Fuß- (diese befinden sich in der Mitte der Fußsohle) und zusätzlich die beiden Handchakren (diese befinden sich in der Mitte der Handfläche). Die

Chakren sind durch einen zentralen Energiekanal, der als Sushumna oder Haralinie bezeichnet wird, nach dem kosmischen Prinzip »wie oben, so auch unten«, sowohl mit Mutter Erde als auch mit dem Kosmos verbunden. Durch diesen Kanal steigt die Kundalini-Kraft (aus dem Sanskrit »Schlangenkraft, eine in tantrischen Schriften beschriebene ätherische, unsichtbare Kraft, die latent im Wurzelchakra ruht) auf und durchstößt auf ihrem Weg die Chakren, bis sie das Kronenchakra erreicht und sich dort mit den kosmischen, spirituellen Kräften vereinigt und somit in Erleuchtung resultiert. Somit verbindet uns das oberste, 7. Chakra, das Kronenchakra, mit dem Kosmos und das unterste, 1. Chakra, das Wurzelchakra, mit unserer Mutter Erde.

Ich möchte an diesem Punkt ausdrücklich davor warnen, diese Kraft durch spezifische »Kundalini-Übungen« zu forcieren! (Mit seltenen Ausnahmen, wie unter Anleitung eines geschulten, erfahrenen Lehrers, zum Beispiel im Kundalini-Yoga.) Wenn diese kraftvolle Energie geweckt wird und die Chakren, die feinstofflichen Körper und der grobstoffliche Körper nicht gereinigt und in perfekter Ausrichtung mit dem Heiligen Höheren Selbst sind, kann es zu sehr starken physischen und psychischen Problemen kommen, die nicht selten in der Psychiatrie enden. Ich darf stattdessen »den Weg des Herzens« vorschlagen!

Heile dich selbst, öffne dein Herz und die wunderbare Kraft des Kundalini wird ganz von alleine sanft erweckt und die Reise zur Selbsterleuchtung wird eine schöne, bereichernde werden, ganz ohne völlig unnötigem vom Ego verursachten Drama und Schmerzen!

Der Körper verfügt über unzählige mittlere und kleinere Chakren und Energiekanäle, auch Nadis genannt (Sanskrit, Energiekanal, wobei nach der Yoga-Lehre der Körper 72.000 besitzt, die meisten der Nadis sind unbenannt, jedoch der größte dieser Kanäle ist der oben besprochene Kundalini-Kanal, die Sushumna), die zum Beispiel in der Akupunktur-Behandlung eine tragende Rolle spielen. Über die Anzahl und spezifischen Details der Chakren streiten sich jedoch »die Gelehrten« und ich würde vorschlagen, dass du in dieser Sache (wie in anderen Belangen) intuitiv deinem Herzen folgst.

Wie funktioniert ein Chakra?

Ein Chakra, ein Energiezentrum, entsteht dort, wo sich Bündel von Energiestrahlen kreuzen und fokussieren und eine lebendige Energie-Spirale, die sich wie ein Rad (im gesunden Chakra im Uhrzeigersinn) dreht, erzeugen. Jedes sich ständig drehende Chakra bewirkt durch diese fortwährende Bewegung einen Energiestrudel, dessen Saugkraft göttliches Licht in unser Energiesystem zieht. Durch die unermüdliche Arbeit der Chakren wird unser Energiehaushalt auf der physischen, mentalen, emotionalen und spirituellen Ebene gesteuert und mit Lichtnahrung versorgt. Wir dürfen uns an dieser Stelle daran erinnern, dass im kosmischen, göttlichen Licht all die Nahrung vorhanden ist, die der Mensch braucht, was uns die »Lichtesser«, die Yogis, beweisen. (Da wir im Allgemeinen nicht auf der spirituellen Entwicklungsstufe der Yogis stehen, dürfen wir ruhig weiterhin unser Essen genießen!) Licht = Liebe = Nahrung auf allen Ebenen des Seins. Der menschliche Körper wird durch die Licht-Arbeit der Chakren mit Vitalität versorgt, die, je nach Lage im Körper, mit den Hormondrüsen (die zum Großteil für die Gesundheit des Körpers verantwortlich sind) verbunden sind und diese mit wertvoller, lebenswichtiger Energie speisen. Nicht mehr benötigte Energien werden vom jeweiligen Chakra nach außen abgegeben.

Störungen im Chakra-System beginnen sich immer auf der sensibelsten Ebene, der spirituellen Ebene (dem Kronenchakra), zu zeigen. Wird die Störung dort nicht ausgeglichen, wandert sie weiter auf die mentale Ebene. Wird sie dort vom Intellekt verdrängt, dann wandert sie weiter »hinunter« und manifestiert sich als Krankheit im physischen Körper (wie zum Beispiel im Wurzelchakra). Diese Thematik führt uns wieder zurück zu dem schon besprochenen, äußerst wichtigen Faktor der korrekten Erdung, denn nur wenn wir gut in unserer Mutter Erde verankert sind, können die Energien zwischen unserem höchs-ten Chakra, dem Kronenchakra, und unserem niedrigsten Chakra, dem Wurzelchakra, von oben nach unten ungehindert fließen und unseren gesamten Energiehaushalt mit Licht, Liebe, Kraft und Vitalität ausreichend versorgen.

Sind die Chakren ausgeglichen, befinden wir uns im Gleichgewicht, sowohl seelisch als auch emotional und körperlich.

Harmonisch geöffnete Chakren zeigen auf den diversen Ebenen des Seins verschiedene Wirkungen:

- Physische Ebene: Förderung der körperlichen Leistungsfähigkeit
- Mentale und emotionale Ebene: Erlangung des vollkommenen seelischen Gleichgewichts
- Spirituelle Ebene: Erreichung der vollendeten Selbsterfahrung / Erlangung der Erleuchtung

Eine Übersicht der Haupt-Chakren:

1. Chakra: Wurzelchakra – öffnet sich nach unten in die Erde

Position: Basis der Wirbelsäule, zwischen Anus und Genitalien
Zugeordnete Drüsen: Nebenniere
Zugeordnete Organe: Wirbelsäule, Knochen, Beckenboden, Dick- und Enddarm
Sinnesfunktion: Geruch
Themen: Stabilität, Durchsetzungsfähigkeit, Instinkt, Urvertrauen, Sicherheit, Erdung
Störungen und Blockaden: Depressionen, Existenz-Ängste, mangelndes Vertrauen in sich selbst und die Welt, mangelnde Lebensfreude, Schuld, Scham, Wut, Materialismus
Physisches »Chakra-Futter«: frische Luft, Erde, Natur, Gartenarbeit, barfuß laufen, trommeln
Element: Erde
Meditations-Symbol: Vierblättriger Lotus
Mantra: LAM
Ton: C
Aromatherapie-Essenzen: Zeder, Vetiver, Ylang-Ylang
Farbe: rot

Drei Licht-Affirmationen für das Wurzelchakra:
Ich bin gut geerdet und Mutter Erde versorgt mich mit allem, was ich brauche. ♣ Ich fühle mich auf Mutter Erde sicher und geborgen. ♣ Ich vertraue in die Kraft und Ausdauer meines Körpers.

2. Chakra: Sakralchakra – ist hinten und vorne geöffnet

Position: Unterbauch unterhalb des Bauchnabels
Zugeordnete Drüsen: Keimdrüsen
Zugeordnete Organe: Geschlechts-, Unterleibsorgane, Immunsystem, Gebärmutter, Prostata
Sinnesfunktion: Geschmack
Themen: Sexuelle Energie, Kreativität, Selbstwertgefühl, Lust und Lust am Leben, Lebensfreude
Störungen und Blockaden: psychische Schwäche, Motivationslosigkeit, Stimmungsschwankungen, Rache, Eifersucht, Suchtverhalten, Neid, Depressionen
Physisches »Chakra-Futter«: (Bauch)-Tanzen, Baden, Schwimmen, vermehrt Wasser trinken, Genießen: feine Speisen, Aromatherapie, Massagen
Element: Wasser
Meditations-Symbol: Sechsblättriger Lotus
Mantra: VAM
Ton: D
Aromatherapie-Essenzen: Geranium, Sandelholz, Orange
Farbe: orange

Drei Licht-Affirmationen für das Sakralchakra:

Ich erlaube mir, meine kreative Ader zu entdecken und zu fördern! ♣ *Ich gebe Liebe und bin dafür offen, Liebe zu empfangen!* ♣ *Ich nehme an der Fülle des Lebens teil!*

3. Chakra: Solarplexuschakra – ist hinten und vorne geöffnet

Position: oberhalb des Bauchnabels
Zugeordnete Drüsen: Bauchspeicheldrüse
Zugeordnete Organe: Magen, Dünndarm, Leber, Milz, Vegetatives Nervensystem
Sinnesfunktion: Sicht
Themen: Wille, Macht, Selbstwert und Selbstbewusstsein, Tatkraft und Tatenfreude
Störungen und Blockaden: Machtgier, krankhafter Ergeiz, Gefühlskälte, Ess- und Schlafstörungen, Panik-Attacken, Vorurteile, Misstrauen, Lügen
Physisches »Chakra-Futter«: viel Wärme und Sonne, sanfte Musik, am Lagerfeuer sitzen
Element: Feuer
Meditations-Symbol: Zehnblättriger Lotus
Mantra: RAM
Aromatherapie-Essenzen: Zitronengras, Bergamon, Rosmarin
Ton: E
Farbe: gelb und goldgelb

Drei Licht-Affirmationen für das Solarplexuschakra:

Gott hat mir die Kraft gegeben, alle meine Seelen-Träume zu verwirklichen. ♣ Ich nehme dieses Geschenk nun dankend an! Ich übergebe alle meine Ängste an Erzengel Michael und nehme Liebe an! ♣ Ich nehme mich an, so wie ich bin, ein Kind Gottes!

4. Chakra: Herzchakra –
ist hinten und vorne geöffnet

Position: in der Mitte des Brustbeins
Zugeordnete Drüsen: Thymusdrüse
Zugeordnete Organe: Herz, Lunge, Bronchien, Blutdruck, Immunsystem
Sinnesfunktion: Tastsinn
Themen: Liebe, Hingabe, Mitgefühl, Toleranz, Herzenswärme
Störungen und Blockaden: Lieblosigkeit, Einsamkeit, Enttäuschung, Depression, Gefühlskälte, kann Liebe und Zuneigung nicht annehmen
Physisches »Chakra-Futter«: viel in der Natur aufhalten, sich selbst verwöhnen, kuscheln, sich selbst und anderen Zuneigung entgegenbringen
Element: Wind
Meditations-Symbol: Zwölfblättriger Lotus
Mantra: YAM
Ton: F
Aromatherapie-Essenzen: Rosenöl, Eukalyptus, Pfefferminze
Farbe: grün, rosa

Drei Licht-Affirmationen für das Herzchakra:

Ich bin ein Ausdruck göttlicher Liebe! ♣ Ich öffne mein Herz, gebe Liebe und gewähre Liebe! ♣ Ich versuche mich selbst und meine Seelenbrüder und -schwestern bedingungslos zu lieben!

5. Chakra: Kehlkopfchakra – ist hinten und vorne geöffnet

Position: Kehle
Zugeordnete Drüsen: Schilddrüse
Zugeordnete Organe: Atemwege, Stoffwechsel, Nervensystem, Arme und Nacken, Hals
Sinnesfunktion: Hören
Themen: Kommunikation, Selbstwert, verbaler Ausdruck und Kreativität, seine Wahrheit kommunizieren
Störungen und Blockaden: Unsicherheit, Angst, Angst, seine Wahrheit zu leben, Versagen, Verzweiflung, Beengung, Hemmungen, Schüchternheit, Nervosität, Unterwürfigkeit
Physisches »Chakra-Futter«: hinaus an das blaue Meer, singen und musizieren, Mantras rezitieren
Element: Äther
Meditations-Symbol: Sechszehnblättriger Lotus
Mantra: HAM
Ton: G
Aromatherapie-Essenzen: Salbei, Geranium, Zitrone
Farbe: saphirblau/hellblau

Drei Licht-Affirmationen für das Kehlkopfchakra:

Ich spreche liebevoll aus, was mich bedrückt! ♣ *Ich lebe und kommuniziere von nun an meine Wahrheit! Ich bin es wert, geliebt zu werden!* ♣ *Ich liebe mich selbst!*

6. Chakra: Das Dritte Auge –
ist hinten und vorne geöffnet

Position: in der Stirnmitte zwischen den Augenbrauen
Zugeordnete Drüsen: Hirnanhangsdrüse
Zugeordnete Organe: Nase, Augen und Ohren, Tastsinn, Kleinhirn, Nervensystem
Sinnesfunktion: alle Sinne und Hellsichtigkeit
Themen: Intuition und Erkenntnis, Manifestationsfähigkeit, Entwicklung der inneren Sinne, Selbstreflektion/Selbsterkenntnis, geistige Klarheit, gute Konzentrationsfähigkeit
Störungen und Blockaden: Arroganz, Ängste und Wahnvorstellungen, Tyrannei, geistige Verwirrung und Schizophrenie, Konzentrations- und Lernschwächen
Physisches »Chakra-Futter«: sich Raum schaffen, betrachte den Sternenhimmel, lese Märchen, sanfte Meditationen
Element: Licht/Geist
Meditations-Symbol: Sechsundneunzigblättriger Lotus
Mantra: KSHAM
Ton: A
Aromatherapie-Essenzen: Jasmin, Magnolia, Lavendel
Farbe: indigoblau

Drei Licht-Affirmationen für das Dritte Auge:

Ich danke meinem Höheren Selbst, dass es meine Inspirationen lenkt und steuert und die Kraft meiner Intuition stärkt! ♣ Ich vertraue meinen von Gott gelenkten Visionen und danke für meine geistige Klarheit! ♣ Ich gehe meinen Weg frei von Ängsten im festen Glauben, dass Gott und das Universum allezeit auf meiner Seite stehen!

7. Chakra: Kronenchakra – ist nur nach oben geöffnet

Position: Mitte der Schädeldecke, über dem Scheitel
Zugeordnete Drüsen: Zirbeldrüse
Zugeordnete Organe: Großhirn, Schädeldecke
Sinnesfunktion: keine Zuordnung
Themen: Transformation, Weisheit, universelles Bewusstsein, Vollendung, Erleuchtung, Gotterkenntnis und Gottvertrauen
Störungen und Blockaden: Hysterie, Verwirrung, geistige Erschöpfung, Weltschmerz, Desorientierung, Phobien
Physisches »Chakra-Futter«: steige auf den Gipfel eines Berges, erweitere deinen inneren und äußeren Horizont
Element: keine Zuordnung
Meditations-Symbol: Tausendblättriger Lotus
Mantra: OM
Ton: H
Aromatherapie-Essenzen: Frankincence, Lotus, Gardenia
Farbe: violett

Drei Licht-Affirmationen für das Kronenchakra:
Ich bin offen, all die Wunder und den Heiligen Überfluss des Universums zu empfangen! ♣ Ich lebe und verwirkliche den göttlichen Plan hier auf Erden! ♣ Ich bin das LICHT und EINS mit der gesamten Schöpfung!

»Liebe hat keinen anderen Wunsch,
als sich zu erfüllen«

»Der Prophet« Khalil Gibran

Die Chakren und die Aura:
Die Chakren stellen nicht nur die Verbindung zwischen der Aura und dem physischen Körper her, sondern sie »produzieren« die Aura mit ihrer Form, Struktur und Farbe durch ihre dynamische Drehung. Man kann die Chakren als Eingangspforten in die Aura betrachten, wobei das jeweilige Chakra mit der jeweiligen Schichte der Aura verbunden ist und auch die gleiche Schwingung und Energie wie diese besitzt. So ist zum Beispiel die innerste Schichte der Aura (die nahe an der Körperoberfläche liegt) mit dem untersten, 1. Chakra, dem Wurzelchakra, verbunden.

Die Verbindungen der einzelnen Chakren mit den relevanten Schichten der Aura sind wie folgt:

Chakra – Wurzelchakra ist mit dem Ätherischen Körper verbunden.
Chakra – Sakralchakra ist mit dem Emotional-Körper verbunden.
Chakra – Solarplexus ist mit dem Mental-Körper verbunden.
Chakra – Herzchakra ist mit dem Astral-Körper verbunden.
Chakra – Kehlkopfchakra ist mit dem Ätherischen Negativ-Körper verbunden.
Chakra – Drittes Auge ist mit dem Himmlischen Körper verbunden.
Chakra – Kronenchakra ist mit dem Kausal-Körper verbunden.

Energiemedizin zur Reinigung und Harmonisierung der Chakren:

1. Lichtreinigung: Der Jungbrunnen der Mutter Erde

- Lade Erzengel Michael ein, dich auf dieser Lichtreise zu begleiten, zu geleiten und zu schützen.
- Erlaube deinen goldenen Wurzeln durch die Schichten der Erde zu sprießen, bis sie im Erdmittelpunkt auf eine wunderbare, leuchtend grüne Smaragdhöhle stoßen.
- Der Boden der Smaragdhöhle ist mit einer grünen Heilungsflüssigkeit bedeckt und deine Wurzeln genießen jetzt ein Bad in dieser reinigenden, heilkräftigen Energie.
- Lasse deine Wurzeln ihr Bad genießen, während du deine Aufmerksamkeit auf deinen Atem richtest.
- Beobachte den Rhythmus deines Atems. Atme durch die Nase ein und durch den Mund aus. Wie sich deine Brust hebt und senkt ... aus und ein ... aus und ein, heben und senken ... Was für ein wunderbares Instrument dein Heiliger Atem ist! Bedanke dich bei deinem Atem für seine unermüdlichen Dienste!
- Mit dem nächsten Atemzug wird dir bewusst, dass du von einer schimmernden goldenen Energiewolke umgeben bist. Dies ist die universale Heilungsenergie.
- Atme diese kosmische Energie nun sanft durch die Nase ein und durch den Mund wieder aus. Wiederhole ein Minimum von sieben Mal.
- Mit jedem Atemzug wird es dir etwas »wärmer um dein Herz« und du wirst zusehends ruhiger und entspannter.
- Wenn du die Goldatmung vollzogen hast, dann richte deine Aufmerksamkeit wieder zurück auf deine goldenen Wurzeln, die jetzt ihr Bad in der herrlichen Smaragdenergie vollendet haben.
- Da ja deine goldenen Wurzeln hohl sind, beschließt du jetzt,

mit dem nächsten Atemzug die brillante, grüne, reinigende Smaragdenergie durch deine hohlen Wurzeln in dein Wurzelchakra emporquellen zu lassen.

- Du atmest ein und eine Welle des smaragdgrünen, reinigenden Lichts ergießt sich in dein Wurzelchakra.
- Beim Ausatmen wäscht die Welle des Lichts alle alten Ablagerungen aus deinem Wurzelchakra hinweg. Die verbrauchte Energie ergießt sich in die Mutter Erde und du bedankst dich bei ihr dafür, dass sie diese Energie für dich transformiert und in Erdlicht verwandelt.
- Mit dem nächsten Atemzug erreicht die reinigende grüne Welle dein Sakralchakra.
- Du atmest aus, die Welle fließt ab und wäscht all die alten Energien aus diesem Chakra hinaus.
- Atme wieder ein und erlaube der smaragdgrünen Welle dein Solarplexuschakra mit ihrer reinigenden Kraft aufzufüllen.
- Lasse beim Ausatmen los und die Welle nimmt deine Ängste und Sorgen mit sich.
- Mit dem nächsten Atemzug erreicht die leuchtend grüne Lichtwelle dein Herzchakra, welches die Welle sorgsam und gründlich umspült.
- Atme tief und kräftig aus, erlaube der reinigenden Welle, die Schmerzen deines Herzens hinwegzuwaschen.
- Nun atmest du wieder ein und die smaragdgrüne Energie quillt zu deinem Kehlkopfchakra empor.
- Atme aus und beschließe, dass du all das, was in deinem Leben nicht Wahrheit ist, von der reinigenden Welle hinwegtragen lässt.
- Atme von nun an etwas sanfter, damit die Energien nicht zu stark für dich sind.
- Du atmest nun ein und die strahlend grüne Lichtwelle erreicht dein Drittes Auge, welches nun gründlichst von alten Gelübden, Versprechen, Pakten und Vereinbarungen gereinigt wird.

- Mit dem letzten Atemzug erreicht die smaragdgrüne Welle nun dein Kronenchakra, welches sie sanft umspült.
- Atme aus und erlaube der Welle, alle Zweifel an deinem göttlichen Selbst und der Verbindung mit deinem Höheren Selbst hinwegzuwaschen.
- Bedanke dich bei Mutter Erde für die Entsorgung deines feinstofflichen Abfalls und bei den Kristall-Devas der Smaragdhöhle für die wunderbare Reinigung.
- Lasse nun deine Wurzeln durch den Boden des Kristallbeckens sprießen, wo sie sich fest im Smaragdkristall verankern. Dort dürfen sie gerne Tag und Nacht verweilen.
- Sprich Erzengel Michael deine Dankbarkeit für seine Liebe und Fürsorge aus.

2. Lichtreinigung: Die göttlichen Bergseen

- Lade Erzengel Michael ein, dich durch diese Lichtreinigung zu begleiten und auf dieser inneren Reise zu schützen.
- Lasse deine goldenen Wurzeln durch die Schichten der Erde hindurch bis zum magnetischen Erdkern wachsen, wo sie einen uralten, zu Stein gewordenen Eichenstamm vorfinden.
- Die Wurzeln verankern sich umgehend in der steinalten Eiche und sind nun gut versorgt.
- Werde dir deines Atems bewusst, indem du drei Mal tief durch die Nase ein- und durch den Mund ausatmest. Dein Atem ist ein zentrales Steuersystem, welches Prana, die Heilige Vitale Energie, in deinen Körper und dein Energiefeld leitet.
- Langsam werden nun deine Füße schwer ... deine Schultern entspannen sich ... deine Arme lockern sich ... dein Nacken entspannt sich ...
- Mit jedem Heiligen Atemzug gelangt vermehrt göttliches Prana in deinen Körper und erlaubt dir jedes Mal, wenn du ausatmest, dich zunehmend von Stress und Spannungen zu befreien.

- Genieße das Gefühl der anwachsenden inneren Freiheit und Leichtigkeit ...
- Soeben wird dein inneres Augenmerk auf eine strahlend blaue Energie gerichtet, welche dich umschwebt, dies ist die Energie Erzengel Michaels.
- Mit jedem Heiligen Atemzug merkst du, wie dich seine Energie vermehrt schützend und heilend einhüllt.
- Gib dich dieser Energie für einige Minuten hin und genieße es, von Erzengel Michael »getragen« zu werden!
- Jetzt tritt Erzengel Michael vor dich hin und platziert einen goldenen Trichter auf deinem Kronenchakra. Durch diesen Trichter wird er sein göttliches Licht zur Reinigung und Harmonisierung deiner Chakren in dein Energiefeld fließen lassen.
- Gib jeder Stufe der Reinigung genügend Zeit, damit die Chakren in Balance kommen können, somit erlaube mindestens 3 Minuten pro Chakra für diesen Vorgang.
- Stelle dir jetzt vor, dass sich im Inneren all deiner Chakren Bergseen befinden, deren Wogen, je nach dem Grad der Unausgeglichenheit des jeweiligen Chakras, möglicherweise unruhig oder stürmisch sind, deren Wasser eventuell trüb ist oder welche sogar etwas ausgetrocknet sind.
- Von Erzengel Michaels Heiligem Herzen strömt nun blaues Licht wie ein himmlischer Wasserfall durch den goldenen Trichter, zu Beginn der Chakra-Reinigung zuerst in dein Kronenchakra.
- Mit jedem deiner Atemzüge flutet nun das heilende Licht des Erzengel Michael in den See des Kronenchakra, so lange, bis dessen Wogen geglättet sind und der See in einem hellen Violett erglänzt.
- Mit deinem nächsten Atemzug findet das blaue, reinigende Licht seinen Weg zum Dritten Auge und läuft in deine innere Seelandschaft so lange ein, bis sich diese vollkommen harmonisiert hat und in einem herrlichen Indigoblau erstrahlt.

- Atme tief ein und erlaube der himmlischen Energie des Erzengel Michael Aufnahme in den goldenen Trichter, einwärts durch das Kronenchakra und das Dritte-Auge-Chakra bis zu deinem Kehlkopfchakra zu gelangen. Dein innerer See verwandelt sich, die Oberfläche wird ruhig und die Farbe des Sees verändert sich zu einem wunderschönen Türkis-Blau.
- Atme ein und die herrliche Energie des Erzengel Michael fließt nun geradewegs in dein Herzchakra und bereichert die Seenlandschaft deines Herzens mit viel Licht, Liebe und Güte. Alle dort vorhandenen Wogen dürfen sich glätten, das Wasser wird so klar, dass man bis auf den Grund deines Heiligen Herzsees blicken kann und letztlich zieht Friede in dein Herzchakra ein. Der Bergsee deines Herzens funkelt jetzt in einem leuchtenden Grün, in dem sich die umliegenden Berge und schneebedeckten Gipfel prachtvoll widerspiegeln.
- Mit deinem nächsten Atemzug dirigiert Erzengel Michael seine Heilige Energie weiter in dein Energiesystem bis zu deinem Solarplexuschakra. Die Strömungen und Brandungen der Angst, welche möglicherweise in diesem Chakra bewusst oder unbewusst residiert, werden zunehmend ruhiger, bis sich die Gewässer ganz beruhigt haben und Harmonie in deiner inneren Seenlandschaft einkehrt. Die Oberfläche des Sees ist nun spiegelglatt und schimmert in strahlendem Gold.
- Nun atme tief ein und lasse einen kräftigen Strahl des göttlichen Lichts durch den goldenen Trichter bis in dein Sakralchakra einlaufen. Dein innerer See freut sich auf die Erneuerung seiner Energien und nimmt die leuchtend blaue Heilenergie dankend an. Bald sind die Wogen des Sees geglättet, das Wasser hat sich beruhigt und der See leuchtet in einem fröhlichen Orange. Neue Lebensfreude ist in dein Sakralchakra eingezogen.
- Zum Finale dieser Lichtreinigung leuchtet Erzengel Michael einen besonders reichhaltigen Energiestrahl durch deinen

goldenen Trichter hindurch und die reinigende Energie findet ihren Weg sogleich bis in dein Wurzelchakra. Deine innere Seenlandschaft beginnt sofort sich zu verwandeln. Das dunkle, etwas trübe Wasser des Sees wird zusehends aufgehellt. Etwaige Wogen des Ärgers und der Wut dürfen sich glätten, sanfte Wellen schaukeln im leisen Wind und der See beginnt in einem tiefen Rubinrot zu erglühen. Das Wasser deines Wurzelchakras ist lebendig geworden und sprüht voller Vitalität.

- Es ist vollbracht: Erzengel Michael hat seine Lichtarbeit getan und entfernt den goldenen Trichter von deinem Kronenchakra. Er segnet all deine Chakren von oben nach unten, indem er sie mit seinen Lichthänden leicht berührt.
- Verneige dich innerlich vor Erzengel Michael und bedanke dich von Herzen für diese wunderbare Lichtreinigung und Harmonisierung deiner Chakren.
- Bedanke dich bei Mutter Erde und den Devas des versteinerten Eichenstamms. Deine Wurzeln dürfen gerne weiterhin in der steinernen Eiche verankert bleiben.

3. Lichtreinigung: Das Heilige Regenbogenlicht

- Lade Erzengel Michael herzlich ein, bei dieser Lichtreinigung dein Schutzengel zu sein und dich mit seinen himmlischen Energien zu führen und zu unterstützen.
- Sende deine goldenen Wurzeln tief in das Erdreich ... tiefer und tiefer, bis sie im Erdinneren auf einen intensiv rosa leuchtenden Rosenquarz-Felsen stoßen.
- Deine Wurzeln dringen mit Leichtigkeit in das Innere des Rosenquarzes ein, wo sie eine wunderbare Heilenergie vorfinden.

- Erlaube deinen Wurzeln ein geruhsames Bad in den heilsamen und energetisierenden Energien des Rosenquarzes.
- Während deine Wurzeln ihr Bad genießen, richtest du deine Aufmerksamkeit auf deinen Atem.
- Danke Gott für das Geschenk deines Atmens, welcher dich mit dem ersten Atemzuge zum Leben erweckt hat und dich mit dem letzten Atemzuge wieder zurück zum Schoße Gottes bringt.
- Prana, göttliches Licht, tritt mit Hilfe deines Atems in deinen Körper und deine feinstofflichen Körper ein, welches alle Elemente, die du in diesem Heiligen Moment gerade benötigst, beinhaltet.
- Atme langsam und bedächtig durch die Nase ein und durch den Mund aus ... ein und aus, ein und aus ... ein und aus ... jeder Atemzug verbindet dich mit Gott ... mit dem Universum ... mit dem Reich der Engel ...
- Lenke deine Aufmerksamkeit zurück zu deinen goldenen Wurzeln, welche jetzt tiefengereinigt und durch ihr heilsames Bad in der herrlichen Rosenquarzenergie zur vollen Kapazität regeneriert und erfrischt sind.
- Du beschließt nun, deinen Chakren mittels deiner gekräftigten Wurzeln ein herrliches Rosenquarz-Energiebad zukommen zu lassen, und atmest somit tief ein.
- Die weiche und wohltuende Energie des Rosenquarzes wogt in einer Welle des Lichts durch all deine Chakren und läuft über das Kronenchakra hinaus über und durch deine Aura ab in die Mutter Erde.
- Beim Ausatmen nimmt die Welle all das, was in deinem Energiehaushalt nicht mehr gebraucht wird, hinweg. Mutter Erde entsorgt und transformiert diese energetischen Altlasten wieder in Erdlicht.
- Wiederhole dieses Energiebad mindestens drei Mal.
- Auf allen feinstofflichen Ebenen frisch gebadet, richte deine

innere Sicht nun an einen Punkt, ca. 30 cm oberhalb deines Kronenchakras. Dort beginnt sich ein strahlendes Regenbogenlicht zu formieren.

- Im Heiligen Regenbogenlicht sind alle göttlichen Energien des Kosmos konzentriert enthalten, welches die Elohim, die Engel der Schöpfung, bewachen und vertreten.
- Bedanke dich von Herzen bei den Elohim für die nun folgende Reinigung und Harmonisierung deiner Chakren.
- Erlaube ein Minimum von 3 Minuten für die Reinigung und Harmonisierung des jeweiligen Chakras.
- Atme sanft, doch tief langsam durch die Nase ein. Das Regenbogenlicht durchflutet dein Kronenchakra und erleuchtet es mit seinem göttlichen Licht.
- Atme aus und lasse all deine bewussten oder unbewussten Zweifel an deiner spirituellen Natur los.
- Mit dem nächsten Atemzug fließt das himmlische Regenbogenlicht weiter in dein Drittes Auge und füllt dieses mit seinem strahlenden Glanz.
- Atme aus und lasse alte, ausgediente Glaubenssätze los.
- Wieder atmest du langsam, aber tief ein und das göttliche Licht erreicht nun dein Kehlkopfchakra, welches es mit seinen leuchtenden Regenbogenfarben erhellt.
- Atme aus und lasse alle Selbstkritik und Zweifel an deinem Selbst los.
- Mit dem nächsten Atemzug strömt das brillante Regenbogenlicht in dein Herzchakra und durchstrahlt und erleuchtet jeden Winkel deines Herzens.
- Atme aus und erlaube, dass sich deine emotionalen Schmerzen und Sorgen in Harmonie und inneren Frieden transformieren dürfen.
- Nun atmest du wieder bedächtig und tief ein, worauf das Regenbogenlicht seinen Weg in dein Solarplexuschakra findet und dieses mit seiner leuchtenden Kraft beschenkt.

- Atme tief aus und erlaube, dass alle bewussten oder unbewussten Ängste sich aus deinem Solarplexuschakra verabschieden dürfen.
- Mit dem nächsten tiefen Atemzug ergießt sich das himmlische Reinigungslicht nun in dein Sakralchakra und füllt dieses vollständig mit bedingungsloser Liebe auf.
- Atme langsam und tief aus und lasse alte bewusste oder unbewusste depressive Muster entschwinden.
- Der letzte tiefe Atemzug gilt deinem Wurzelchakra, worin sich das Regenbogenlicht in all seiner leuchtenden Kraft ergießt und somit himmlische Vitalität, Urvertrauen und Lebensfreude in dein Wurzelchakra bringt.
- Und noch einmal atmest du langsam und ganz tief aus und erlaubst, dass sich alle veralteten Glaubenssätze, Muster und Emotionen aus diesem Chakra verabschieden dürfen.
- Nun hat das göttliche Regenbogenlicht sein Werk vollbracht! Das Energiekonzentrat über deinem Kronenchakra löst sich in weißes Licht auf, welches du zum Abschluss »von Kopf bis Fuß« noch einmal durch all deine Chakren fließen lässt.
- Bedanke dich bei den Elohim und bei Erzengel Michael für ihre wunderbaren Energien und bei Mutter Erde und den Kristall-Devas des Rosenquarzes für deren Unterstützung.
- Du kannst deine goldenen Wurzeln gerne weiterhin im Rosenquarz verankert lassen!

Die 7 Chakren und ihre Verbindung mit den 7 Erzengeln

Stellen wir uns die gesamte göttliche Schöpfungskraft als riesigen Diamanten mit unzähligen Facetten vor, durch die die gesamte himmlischen Hierarchie (in der die Erzengel eine tragende Rolle spielen) die liebenden, kreativen und heilenden Aspekte des Vater/Mutter Gottes wie durch ein Kristallprisma in den Kosmos und somit auf unsere Erde projiziert. Den

7 Erzengeln wurden, unter anderen Aufgaben, auch die Rolle der Hüter und Wächter der 7 Hauptchakren zugeteilt:

Erzengel Uriel ist der Hüter des Wurzelchakras –
Farbstrahl rubinrot

Erzengel Gabriel ist der Hüter des Sakralchakras –
Farbstrahl orange

Erzengel Jophiel ist der Hüter des Solarplexuschakras –
Farbstrahl gelb

Erzengel Raphael ist der Hüter des Herzchakras –
Farbstrahl grün

Erzengel Chamuel ist der Hüter des »inneren Kindes«, eines Teils des Herzchakras –
Farbstrahl rosa

Erzengel Michael ist der Hüter des Kehlkopfchakras –
Farbstrahl saphirblau

Erzengel Raziel ist der Hüter des Dritten Auges –
Farbstrahl indigoblau

Erzengel Zadkiel ist der Hüter des Kronenchakras –
Farbstrahl violett

3. Einstimmung auf die Lichtschwingung der Erzengel

Physische Komponenten zur Steigerung der eigenen Schwingungsfrequenz

- Du bist, was du isst, daher wähle eine Diät voller frischer Früchte, Gemüse und Produkte, die in Liebe hergestellt und im fairen Handel an dich weitergegeben wurden. Alles ist Licht, daher versuche deinen Körper nicht mit dubiosen Energien zu belasten.
- Gesunde Bewegung reinigt dich von aufgestauten Energien und löst Energieblockaden. Tanze, schwimme, laufe, betreibe Sport etc. und steigere durch diese Aktivitäten deine Eigenenergie. Denn »Sich regen bringt Segen!«
- Frische Luft und Natur: Genieße Natur pur: Die Lichtkraft der Sonne oder des Mondes schenkt dir lebenswichtige Energie, Mutter Erde und die Elementarwesen laben deinen physischen Körper. Das Meer, ein See oder Bach, in dem du badest, unterstützen deine Emotionen. Klettere auf einen Berggipfel und verbinde dich mit dem beflügelten Element der Luft. Die Natur in ihren reichhaltigen Facetten ist in ihrer Essenz »gefrorenes« Licht und führt dir somit Licht für deinen Energiehaushalt zu.
- Erlaube dir genügend Schlaf. Dein Körper, Geist und Seele brauchen diese lebenswichtige Erholung, um während dieser Ruhepause Energie auf allen Ebenen des Seins aufzutanken.
- Erhöhe die Schwingungsfrequenzen in deinem direkten Umfeld: Umgib dich mit Gegenständen, die »dein Herz höher schlagen lassen«. Wie zum Beispiel mit schönen Kristallen, wohlriechenden Blumen, Pflanzen oder anderen Objekten, die dich erbauen. Ornamente, Bilder und Gemälde sowie die Farben und Energie der Einrichtungen deines Hauses, deiner Wohnung oder deines Arbeitsplatzes tragen dazu bei,

entweder deine Energie zu bereichern und somit deine Schwingung zu erhöhen oder sie zu beeinträchtigen und damit deine Schwingungsfrequenz zu senken. Fasse den Beschluss, all das, was in deinem engeren Lebensbereich nicht mehr mit deiner Schwingung in Resonanz ist, loszulassen. Mustere aus, reinige gründlich und du wirst sehen, wie erleichtert du dich auf allen Ebenen des Seins fühlst.Das Alte darf weichen, damit das Neue Platz hat! Je weniger belastet du dich fühlst, desto beschwingter wirst du, desto mehr erhöht sich deine Eigenschwingung!

3 Licht-Affirmationen zur Steigerung der physischen Schwingungsfrequenz:

Mein Körper befindet sich im Einklang mit meinem Höheren Selbst, meinem Geist und meiner Seele! ♣ Ich lasse Altes los und Neues darf sich in meinem Leben manifestieren! ♣ Ich lasse Freude, Humor, Musik und Gesang in mein Leben!

> *»Oh Mensch, lerne tanzen, sonst wissen die Engel im Himmel mit dir nichts anzufangen!«*
>
> Augustinus

Mentale Komponenten zur Steigerung der eigenen Schwingungsfrequenz

Werde Herr über deine Gedanken, indem du dir deiner Gedankenmuster bewusst wirst! Jeder deiner Gedanken ist Licht und hat somit das Potential, zu einem positiven oder auch zu einem negativen Endresultat zu führen, egal auf welcher Ebene das Resultat sich manifestiert. Energie folgt deinen Gedanken, daher sind deine Gedanken die erste Stufe der Manifestation, gefolgt von dem gesprochenen Wort und letztendlich der Tat.

Ersuche deine Höheres Selbst und das Reich der Engel, dir dabei behilflich zu sein, Gedankenmuster, Glaubens- und Verhaltensmuster, die sich wiederholend wie ein roter Faden durch deine Psyche ziehen, aufzuzeigen. Trage ein Notizbuch bei dir, um diese Eingebungen gegebenermaßen sofort aufzuzeichnen. Reflektiere und löse diese Muster, wenn nötig mit Hilfe eines geschulten Therapeuten. Je leichter dein Geist, desto freier deine Seele!

3 Licht-Affirmationen zur Steigerung der mentalen Schwingungsfrequenz:

Ich lasse alte Glaubenssätze, Gedanken und Verhaltensmuster mit Leichtigkeit los! ♣ *Meine Gedanken sind harmonisch und positiv!* ♣ *Ich fokussiere meine Gedanken auf Licht und Liebe!*

Emotionale Komponenten zur Steigerung deiner eigenen Schwingungsfrequenz

Schenke deinen Emotionen liebevolle Beachtung, löse und heile sie. Erzengel Raphael und Erzengel Chamuel werden dir dabei liebevoll zur Seite stehen. Wir sprechen nicht umsonst von »schweren Gefühlen«. Diese unaufgelösten, negativen Emotionen haben die Kraft, unser gesamtes Energiesystem zu blockieren, und können, falls nicht rechtzeitig geheilt, zu physischen Erkrankungen führen. Doch die gute Nachricht ist, dass es möglich ist, Emotionen mit Gedanken zu steuern, indem man den negativen Gefühlen ohne jegliche Bewertung wiederholt positive Gedankenimpulse zuführt. Nimm deine Emotionen, so wie sie sind, bewusst, liebevoll und dankend an, damit sie sich in ihrer »vollen Blüte« zeigen dürfen. Erinnere dich bitte daran, dass Liebe die universelle Kraft der Heilung ist. Oftmals lösen sich emotionale Blockaden schon im ersten Stadium des bedingungslosen Annehmens. Wenn du von den unaufgelösten Emotionen tiefgreifend beeinträchtigt bist, nimm bitte die Hilfe eines professionellen Heilers oder Therapeuten in Anspruch.

3 Licht-Affirmationen zur Steigerung der emotionalen Schwingungsfrequenz:

Ich nehme mich an, so wie ich bin! ♣ *Ich löse mich mit Leichtigkeit von meinen emotionalen Altlasten!* ♣ *Ich behandle mich fortan selbst mit liebevoller Zuneigung!*

»Das Lachen ist ein leichtes silbernes Glöckchen, das uns ein guter Engel mit auf dem Lebensweg gegeben hat.«

Joseph Roth*

*www.zitate-aphorismen.de

Spirituelle Komponenten zur Steigerung deiner eigenen Schwingungsfrequenz

Der Segen des Segnens

Die Kraft des Segens und des Segnens ist viel mächtiger, als wir es in unserer physischen Dimension, mittels unserer limitierten Sinne, wahrnehmen können. Segen ist pures göttliches Licht, wenn er von einem »reinen« Herzen kommt. Und dieses Licht ist, wie wir ja wissen, reine Schöpferkraft, welche unerahnte Potentiale der Heilung und der Wandlung in sich birgt.

Vermehrt fühlen wir uns in diesen turbulenten Zeiten der menschlichen und globalen Katastrophen ohnmächtig, kraftlos gegenüber den Geschehen, die sich vor unseren Augen oft auf den TV-Bildschirmen abspielen. Doch wir haben die Kraft des Segens und des Gebetes zu unserer freien Verfügung! Wir sind nicht ohnmächtig, im Gegenteil, wir haben göttliche Macht an unserer Seite, die Macht des Segens und der Gebete!

Dein Herz wird zum »Magneten der Liebe« und Liebe zieht wiederum Liebe an! Lade Erzengel Gabriel ein, dich bei dieser Lichtarbeit zu leiten und zu inspirieren!

Segne dich selbst, andere, die Tiere, Pflanzen, Berge, Gewässer und die Sterne am Firmament, soviel und sooft du nur kannst! Die Kraft des Segens ist ein Lichtelixier, das uns als himmlisches Geschenk zu jeder Tages- und Nachtzeit frei zur Verfügung steht, nutze dieses göttliche Gabe, mache ungestüm von ihr Gebrauch! Denn wer Liebe gibt, wird vielfach Liebe empfangen!

Der Segen des Gebetes

Ein Gebet, das vom Herzen kommt, so bin ich der Überzeugung, kann Berge versetzen! Es wurde mittlerweile schon wissenschaftlich bewiesen, dass Patienten, für deren Genesung gebetet wurde, bessere Heilungsfortschritte vorwiesen als Patienten, für deren Gesundung keine Gebete ausgesprochen wurden! Doch ist es wichtig zu lernen, »richtig« zu beten. Das Motto sollte lauten: »Dein (göttlicher) Wille geschehe« und nicht »Mein (menschlicher) Wille geschehe«.

Wir wollen unter allen Umständen vermeiden, in den göttlichen Plan einzugreifen und uns in das Karma der Person, des Platzes oder der Situation, für die wir beten, einzumischen. Was zusätzlich die Auswirkung haben kann, dass wir uns folglich mit deren Karma selbst belasten. »Karma-Shopping« vom Feinsten, nein danke!

Es braucht natürlich eine große Portion von Gottvertrauen, Verständnis, Einsicht und Geduld, den Heiligen Plan, der zu jeder Minute der Schöpfung perfekt war, ist und ewig sein wird, zu akzeptieren und verstehen zu lernen. Wir erleben die Auswirkungen des göttlichen Planes zumeist nur hier, auf der physischen Erde, haben aber keinen oder nur limitierten Zugang zu den anderen Welten, Zeiten, Ebenen und Dimensionen, auf denen sich der Heilige Plan zeitgleich manifestiert und erfüllt. So ist es wichtig, die richtige Intention zu fassen (du kannst Erzengel Zadkiel dabei um Hilfe bitten) und das Gebet mit einer Danksagung zu verbinden. Hier ein kleines Beispiel eines Gebetes:

»Lieber Gott, liebe Engel, liebes Universum! Ich bedanke mich dafür, dass meine Mutter/Schwester/Tante ihre volle Gesundheit zurückgewinnen darf, und übergebe hiermit dieses Wunschgebet an den Willen Gottes, unter Einhaltung des Heiligen Planes, zur Heiligen Zeit, zum Wohl aller beseelten Wesen. Amen und danke für die wunderbare Heilung.«

Du erhöhst durch die Kraft des Gebets somit nicht nur die Energiefrequenz all derer, für die du ein Gebet aussprichst, sondern erhöhst auch (da dein Herz mit dem Herzen Gottes, der Urquelle alles Seins, im Gebet verbunden ist) deine eigene Schwingung. Was für ein himmlisches Geschenk für alle Beteiligten!

Der Segen der Vergebung

Durch den Akt des Verzeihens und Vergebens werden ungeahnte Kräfte freigesetzt, große mentale und emotionale Lasten fallen ab, Blockaden dürfen sich auch auf der physischen Ebene lösen. Um zu ermöglichen, dass es uns gelingt, uns selbst und anderen zu vergeben und zu verzeihen, sind wir jederzeit herzlich eingeladen, Hilfe und Beistand der beiden Heilengel Erzengel Raphael und Erzengel Chamuel zu erbitten, sie helfen dabei, unser Herz zu öffnen und für den Akt der Vergebung vorzubereiten. (Ein geschlossenes, zorniges, verbittertes Herz hat keine Energie zur Verfügung, um sich oder anderen zu vergeben und zu verzeihen.)

Hier ist ein Schlüssel zur Vergebung: Alle Menschen dieser Erde, auch du, ohne Ausnahme, tun das Beste, was sie tun können, in dem Moment ihrer Handlung, basierend auf deren momentanem Grad des Bewusstseins und den spirituellen, mentalen, emotionalen und physischen Werkzeugen, die ihnen zu dem exakten Zeitpunkt der Handlung zur Verfügung stehen. Das heißt, jedermann handelt nach seinem eigenen besten Wissen und Gewissen, auch der Mörder und Kinderschänder würde niemanden umbringen oder keine Kinder schänden, wenn er anders könnte. Aus den oben angegebenen Gründen ist dies aber nicht möglich: Man kann nur so, wie man kann. So wie das die im Volksmund enthaltene metaphysische Aussage: »Niemand kann über seinen eigenen Schatten springen« illustriert. Wahre Worte.

Du wirst von deiner Familie und deinen Freunden nach deren bestem Wissen und Gewissen geliebt, (was meist nicht identisch mit deinen Erwartungshaltungen und denen deines

Inneren Kindes ist), versuche dies zu sehen und zu akzeptieren.

Reflektiere bitte über diese Wahrheit, denn sie ist der Anfang des Lichtprozesses des Verzeihens und Vergebens. Vergeben und Verzeihen ist Balsam für deine Seele und die Seelen derer, denen du vergeben hast. Deine emotionalen Blockaden dürfen sich lösen und deine Schwingung erhöht sich. Welch wunderbare Gabe!

Der Segen der göttlichen Gnade

Wir aktivieren in unserem Heiligen Herzen das Geschenk der göttlichen Gnade, indem wir Gott und dem Universum Dankbarkeit entgegenbringen. Liebevolle Anerkennung dessen, was wir in unserem Leben Positives erfahren, oder dessen, was wir sind. Dankbarkeit darüber, dass man ein Dach über dem Kopf hat, genug zu essen vorhanden ist, dass kein Krieg vor der Haustüre wütet, dass gute Freunde für mich da sind, eine Familie, die mich liebt, dass die Sonne vom Himmel lacht, die Vögel im Park zwitschern, die Blumen auf der Wiese blühen, die Wolken über den Himmel ziehen. Sei deinen Beinen dankbar, dass sie dich tragen, deinen Augen, dass sie dir die Schönheit unserer Mutter Erde sehen lassen, dein Herz, dass es für dich unermüdlich schlägt. Blicke in Dankbarkeit und Wohlwollen auf dich selbst, wer du bist, was du tust, was du in deinem Leben erreicht hast und vor allem aber auf die Liebe, die du gibst, und die Liebe, die du erhältst.

Und zum anderen: Versuche, Dankbarkeit Gott, dem Reich der Engel und dem Universum gegenüber für all die wunderbaren Geschenke, die in Zukunft für dich bereit stehen, zu praktizieren! Begib dich innerlich in einen Zustand der täglichen, freudigen Erwartung, all die Schätze des Universums, die der liebe Gott schon vor deiner Geburt für dich bereit gestellt hat, zu empfangen. (Den oft tief verankerten Glaubenssatz:

»Es kommt nichts Besseres nach« darfst du unbedenklich dem Erzengel Michael zur Entsorgung übergeben!)

Gott, das Reich der Engel, das gesamte Universum arbeiten nicht gegen dich, im Gegenteil; sie sind allezeit an deiner Seite, auch wenn es in manchen Situationen oberflächlich betrachtet nicht den Anschein haben mag.

Der Akt der Schöpfung ist ein andauernder, progressiver, stets vorwärtsstrebender Lichtprozess, der darauf ausgerichtet ist, dass das ganze Universum Licht und Liebe erfährt, aufnimmt und sich schlussendlich bewusst wieder zurück in Licht und Liebe verwandelt.

Bitte Erzengel Uriel, das Feuer deines Herzens zu schüren, damit es mit Liebe und Dankbarkeit brennt und so die unermesslich reichen Geschenke der göttlichen Gnade in dein Leben fließen dürfen.

Der Segen der bedingungslosen Selbstannahme

Du bist ein geliebtes Kind Gottes! Nicht geliebt unter den Auflagen, dass du klug, arbeitsam, spirituell, weise, studiert, klein, groß, dick, dünn, katholisch, evangelisch, muslimisch, buddhistisch, schwarz oder weiß bist, nein, sondern geliebt, da du existierst! Ganz einfach, weil du da bist, bedingungslos!

Wir sind herzlichst eingeladen, es Gott nachzuahmen, uns selbst anzunehmen, wie wir sind, augenblicklich, gerade in diesem Moment. Jetzt, während du diese Zeilen liest, kannst du Erzengel Michael, den Engel der Liebe und der Wahrheit, bitten, dich zu unterstützen, damit du deine Selbstkritik loslassen und dich bedingungslos annehmen kannst. Er hilft dir, dein Herz zu öffnen und bedingungslose Selbstannahme zu verspüren, ein heilsamer Balsam, der deine emotionalen Wunden heilen und seelische Blockaden hinwegschmelzen kann.

Altlasten, die dich auf einer niedrigeren Schwingungsfrequenz festgehalten haben, dürfen sich lösen und deine Schwingung darf sich somit erhöhen, eine wunderbare Sache!

Der Segen der positiven Affirmationen

(Das Wort Affirmation kommt aus dem Lateinischen »affirmatio« und bedeutet Versicherung, Beteuerung. Es wurde aus dem Griechischen »kataphasis«, das Bejahung und Wiederholung bedeutet, abgeleitet.) Worauf du deine Aufmerksamkeit richtest, davon wird es mehr ...

Dieses kosmische Gesetz dürfen wir nützen, indem wir Worte der Liebe und Heilung mit positiven Intentionen versehen und von Herzen aussprechen.

Die Einladung einer der Erzengel und die oftmalige Wiederholung einer bestimmten Affirmation sind dabei von Vorteil. Das Rezitieren von positiven Affirmationen erlaubt uns, unser Unterbewusstsein zu programmieren und mit unserer eigenen inneren Kraft in Kontakt zu treten, sowie auch die Verbindung mit unserem Höheren Selbst zu stärken, wodurch sich unsere Schwingungsfrequenz quasi automatisch erhöht. Im Laufe dieser inneren Lichtarbeiten wird die spezifische Affirmation magnetisch aufgeladen und beginnt, wenn sie genügend Kraft gesammelt hat, die gewünschten Energien anzuziehen.

Du bist ein Magnet der Liebe! Erwecke, erforsche und genieße diese schöpferische Qualität, die in dir ruht, und manifestiere dein eigenes Paradies auf Erden!

3 Licht-Affirmationen zur Steigerung deiner spirituellen Schwingungsfrequenz:

Ich bin ein geliebtes Kind Gottes und werde bedingungslos geliebt! ♣ Ich bin ein Mit-Schöpfer Gottes! ♣ Ich bin, der/die ich BIN! Ich bin das LICHT!

»Liebe gibt nichts als sich selbst und nimmt nichts als von sich selbst.
Liebe besitzt nicht, noch lässt sie sich besitzen,
denn die Liebe genügt der Liebe!«

»Der Prophet« Khalil Gibran*

*www.zitate-aphorismen.de

Teil III:
Die Erzengel-Energiemedizin-Geschenke für Körper, Emotionen, Geist und Seele

Das Geschenk der Selbstermächtigung

Selbsteinweihung in die lichtvolle Kraft der Erzengel

Durch die Kraft der Selbsteinweihung mit den Erzengeln erlangen wir mittels der Gnade Gottes einen höheren Grad an Selbstermächtigung.

Selbstermächtigung bedeutet, mir meiner inneren Macht als Mitschöpfer Gottes bewusst zu werden, diese nach und nach zuzulassen und mir zu erlauben, diese göttliche Macht zu integrieren. Du darfst, als vollkommenes Wesen, das im Abbild Gottes durch die Kraft der bedingungslosen Liebe aus dem göttlichen Licht erschaffen wurde, deine Macht als Mitschöpfer Gottes in diesem Heiligen Moment annehmen! Die Heilige Flamme deines Herzens, die vom Licht der göttlichen Liebe gespeist wird, sehnt sich danach, sich in Liebe, Frieden, Zufriedenheit und Harmonie weiter zu entzünden, heller zu flackern. Sie sehnt sich vor allem danach, von dir voll und ganz angenommen zu werden! Nimm dich selbst bedingungslos an, liebe dich selbst, so wie du bist, hier und jetzt. Es ist deine Flamme, deines eigenen göttlichen Herzens, die hier das Licht der Liebe auf Gottes Erden verbreitet. »Angst frisst Seele.« Angst ist die Schattenseite der Liebe, doch die Liebe ist die einzige Kraft, welche die Angst auflösen kann.

Du darfst die Angst, nicht geliebt zu werden, an Gott und

die Engel abgeben, du brauchst dich nie mehr zu kompromittieren, denn all das, wonach du so lange gesucht hast, ist bereits in dir vorhanden: Licht, Liebe, Schutz, Lob, Versorgung und Kraft und Unendliches mehr. Du bist in dir selbst vollständig! Du darfst dich bewusst getrost auf den Pfad der Liebe begeben. Sobald du einen Schritt in vollem Bewusstsein deiner Göttlichkeit nach vorne machst, brennt die Liebe in deinem Herzen nur noch stärker und all die Hilfe und Mittel, die du brauchst, um in diesem deinen Erdenleben erfolgreich zu sein, werden dir gespendet werden. Gott und das Universum verfügt über unermessliche, nie versiegende Reichtümer auf allen Ebenen des Seins, das Tor zum Paradies auf Erden steht dir jederzeit weit offen.

Den goldenen Schlüssel dazu hältst du und nur du in deinen Händen. Vergib dir selbst und all den anderen und drehe den goldenen Schlüssel im Schloss deines Heiligen Herzens, erlaube dem von Gott gespeisten Licht deines Herzens, dich von deiner Opferrolle zu befreien, dich in deine Wahrheit zu dirigieren. Diese besagt, dass jedes Menschenwesen auf Erden für sich selbst und seine Aktionen verantwortlich ist und dass du nur dich selbst zu retten und zu beschützen brauchst. Heile dich selbst und die Welt um dich herum wird ohne dein weiteres Zutun auch Heilung erfahren ... wir sind alle EINS.

Du darfst getrost deine Macht als Schöpferwesen annehmen und brauchst sie nicht mehr an andere abzugeben! Gib den Menschen und Situationen um dich herum Freiheit, lass los. Wenn du anderen im Außen Freiheit zusprichst, dann wirst du auch im Inneren deines Wesens frei sein. Sei achtsam darauf, was du in dein Leben einlädst, denn genau das wird sich manifestieren. Benütze deinen von Gott gegebenen freien Willen und gestatte es dir selbst, ganz bewusst nicht mehr Opfer zu sein, denn du kannst auch nur Täter mit der (manchmal unbewussten) Erlaubnis und Einladung eines anderen sein. Der oft steinige Weg deiner Lebenserfahrung ist sinnvoll und von dir auserwählt (nicht auferlegt, wie uns Religionen glauben machen wollen), auch wenn dies des Öfteren ein Ding der Unmöglichkeit erscheint, da sich durch unsere menschliche Geburt der Schleier des Vergessens über unsere göttliche Herkunft gelegt hat. Der Heilige Plan arbeitet stets für dich, auch wenn wir (wie schon besprochen) dies mit unseren limitierten Sinnen oftmals nicht erfahren können. Nimm all deine Macht, die du in die Außenwelt investiert hast, zurück, verinnerliche sie und übernimm Verantwortung für dich selbst. Die erste Instanz in deinem Leben bist du! Du bestimmst über dein Leben, niemand anderer hat diese Macht.

Die ganze Schöpfung, auch das Wesen, das wir Gott nennen, unterliegt dem Gesetz des freien Willens, daher schenkt der Gott der bedingungslosen Liebe dir die totale Freiheit, dein Leben so zu erschaffen, wie du es willst. Nimm diese Gabe dankend an und akzeptiere deine göttliche Macht als Mitschöpfer Gottes!

> *»Wer nur mit ganzer Seele wirkt, irrt nie.*
> *Es bedarf des Klügelns nicht,*
> *denn keine Macht ist wider ihn.«*
>
> Friedrich Hölderlin, Hyperion

Vorbereitungen auf die Selbsteinweihung

- Bitte nimm dir eine gute Stunde Zeit für diesen Lichtprozess und versichere dich, dass du nicht unter dem Einfluss von Alkohol oder Drogen stehst.
- Erlaube ein Minimum von zehn Minuten zwischen den Einweihungen, um den Energien Zeit zu geben, anzufangen, sich in deinem Energiesystem zu integrieren. Die vollkom-

mene Integration dieser Energien braucht Zeit und kann Tage dauern. Ideal wäre es, wenn es deine Zeit und Planung erlauben, die Einweihung über mehrere aufeinanderfolgende Tage vorzunehmen.

- Begib dich in einen energetisch gereinigten Raum.
- Schmücke den Raum mit frischen Blumen, Kristallen etc.
- Entzünde eine Kerze oder ein Räucherstäbchen.
- Entspanne dich einige Minuten, um einen Zustand der inneren Ruhe zu erlangen.
- Erde dich, indem du deine goldenen Wurzeln in den Erdmittelpunkt sendest, wo sie sich in einem wunderbaren sanft schimmernden, riesigen Goldklumpen verankern.
- Richte deine Aufmerksamkeit auf deinen Heiligen Atem und atme zumindest drei Mal tief durch die Nase ein und durch den Mund aus, so lange, bis du dich innerlich friedlich und ruhig fühlst.
- Lade Erzengel Michael ein und bitte ihn um seinen Schutz und Begleitung durch diese Einweihung
- Lade die Erzengel ein und bitte sie von Herzen, dir ihre Energien zu übertragen und dich in ihr göttliches Licht einzuweihen.
- Erlaube dem göttlichen Licht des jeweiligen Erzengels, in dein Kronenchakra einzuströmen und all deine Chakren bis zum Wurzelchakra zu durchfluten, der Rest der Energie fließt abschließend in unsere Mutter Erde ab.

Selbsteinweihung mit Erzengel Zadkiel:

»Mächtiger Erzengel Zadkiel, ich bitte dich darum, deine violetten Strahlen in meine Aura einfließen zu lassen, sämtliche Negativität auf allen Ebenen des Seins zu lösen, zu heilen und in göttliches Licht zu transformieren und mich mit meinem Heiligen Höheren Selbst lichtvoll zu verbinden! Ich danke dir von Herzen.«

Selbsteinweihung mit Erzengel Raziel:

»Mächtiger Erzengel Raziel, ich bitte dich darum, dein indigoblaues, himmlisches Licht in meine Aura einströmen zu lassen, mein Drittes Auge in ein »Auge Gottes« zu verwandeln und mir zu ermöglichen, andere und mich selbst in Liebe und Wahrheit wahrzunehmen! Ich danke dir von Herzen.«

Selbsteinweihung mit Erzengel Michael:

»Mächtiger Erzengel Michael, ich bitte dich darum, meine Aura mit deinem herrlichen saphirblauen Licht zu füllen, und ersuche dich, dein Lichtschwert walten zu lassen und mich von alldem, was nicht Liebe ist, in deinem Licht und deiner Wahrheit zu trennen! Ich danke dir von Herzen.«

Selbsteinweihung mit Erzengel Raphael:

»Mächtiger Erzengel Raphael, ich bitte dich darum, meine Aura mit deinem göttlichen smaragdgrünen Licht zu durchströmen und meinen Körper, Geist, Emotionen und meine Seele auf allen Ebenen des Seins zu heilen! Ich danke dir von Herzen.«

Selbsteinweihung mit Erzengel Chamuel:

»Mächtiger Erzengel Chamuel, ich bitte dich darum, deinen rosaroten Strahl der bedingungslosen Liebe in meine Aura fließen zu lassen und in mir Mitgefühl, Nachsicht und Vergebung für mich selbst und andere zu erwecken. Bitte öffne mein Herz auf allen Ebenen des Seins! Ich danke dir von Herzen.«

Selbsteinweihung mit Erzengel Jophiel:

»Mächtiger Erzengel Jophiel, ich bitte dich, die goldenen Strahlen deines himmlischen Lichtes in meine Aura fluten

zu lassen und mir Kreativität, Lebensfreude und Schaffenskraft zu vermitteln! Ich danke dir von Herzen.«

Selbsteinweihung mit Erzengel Gabriel:
»Mächtiger Erzengel Gabriel, ich bitte dich darum, meine Aura mit deiner leuchtenden Kraft des orangefarbenen Lichts zu durchfluten, mir Klarheit, Erkenntnis und den Mut, meiner eigenen Intuition zu vertrauen, zu schenken! Ich danke dir von Herzen.«

Selbsteinweihung mit Erzengel Uriel:
»Mächtiger Erzengel Uriel, ich bitte dich, lasse dein feuriges rubinrotes Licht der göttlichen Liebe in meine Aura strömen und befreie mich von meinen Ängsten auf allen Ebenen des Seins, damit ich in innerer und äußerer Freiheit Liebe finden und spüren, geben und nehmen kann! Ich danke dir von Herzen!«

- Bedanke dich von Herzen bei dem Reich der Erzengel, bei Erzengel Michael, Mutter Erde und den Devas des Goldes.
- Bleibe im Goldklumpen verankert.
- Trinke vermehrt Wasser über die nächsten Tage und wähle erdende Gerichte (wie Kartoffeln, Wurzelgemüse, Pasta, Brot) zu deinen Mahlzeiten.
- Erlaube dir ausreichend Schlaf zur Integrierung dieser hohen Schwingungen.

»Warum können Engel fliegen?
Weil sie sich leicht nehmen!«

Gilbert Keith Chesterton

Erzengel-Energiemedizin-Geschenke zur Heilung deines Körpers

Für die folgenden Lichtarbeiten mit den Erzengeln gelten dieselben Regeln und Vorbereitungen wie die zur oben angegebenen Selbsteinweihung. In Kurzfassung:

- Bitte um Schutz des Erzengel Michael.
- Erdung durch die goldenen Wurzeln.
- Aufmerksamkeit auf den Atem richten.
- Danksagung und Verbleiben der Wurzeln im Erdinneren.

Reinigung deiner Organe mit Hilfe des Erzengel Uriel

Lichtheilung:

- Verbinde dich geistig mit Erzengel Uriel und bedanke dich für die nun folgende Reinigung.
- Erde dich mittels deiner goldenen Wurzeln.
- Richte deine Aufmerksamkeit auf deinen Heiligen Atem, sogleich strömt das rubinrot leuchtende Licht des Erzengel Uriel in dein Energiefeld.
- Atme aus und lasse zu, dass dich Erzengel Uriel von deinen Lasten befreit.
- Atme zumindest drei Mal tief ein und aus, bis du die wohlige Wärme der feurigen Erzengel-Energie erfühlen kannst.
- Nun leitet Erzengel Uriel den göttlichen Strahl seines Heilungslichtes hinein durch dein Kronenchakra und weiter

durch die gesamten Organe deines Körpers. Das rubinrote Feuer der göttlichen Liebe hat die Kraft, alles, was deinen Körper und deine Organe belastet, zu lösen, zu reinigen und der Heilung zuzuführen.

- Bedanke dich bei deinem Körper und deinen Organen für deren Liebesmühe.
- Da dein Körper über Eigenintelligenz verfügt, nehmen deine Organe freudig die Energien, die sie brauchen, genau im richtigen Maße auf. Sobald das rubinrote Licht in ein Organ einströmt, beginnt dieses zuerst zu vibrieren und alte Energien beginnen sich zu lockern und zu lösen, in der Folge mit ihrer neu gewonnen Kraft zu leuchten und schlussendlich zu strahlen.
- Alle Überschüsse, energetischen Unreinheiten und Blockaden atmest du mit Hilfe des Erzengel Uriel aus.
- Atme langsam so lange weiter, bis alle Organe durch das feurige rubinrote Licht gereinigt sind und die überschüssige Energie durch das Wurzelchakra abfließt.

Lichtsegen des Erzengel Uriel:

»Ich, Erzengel Uriel, spreche einen reinigenden Segen für deinen Körper und deine Organe aus!«
»Mögest du dich während deines gesamten Erdenlebens vorzüglicher Gesundheit auf allen Ebenen des Seins erfreuen!«

Lichtheilungs-Affirmationen:

»Ich lasse auf allen Ebenen des Seins Heilung zu!«
»Mein Körper, Geist und Seele erfreuen sich vollkommener Gesundheit!«
»Ich akzeptiere meinen Körper, Geist und Seele als wunderbares, makelloses Werkzeug Gottes!«

Reinigung deines Blutes mit Hilfe des Erzengel Michael

Lichtheilung:

- Verbinde dich geistig mit Erzengel Michael und bedanke dich bei ihm für die nun folgende Reinigung.
- Erde dich mittels deiner goldenen Wurzeln.
- Atme tief ein und erlaube deinem Heiligen Atem, die mit der blauen göttlichen Energie des Erzengel Michael aufgeladenen Lichtpartikel in deinen Körper zu transportieren.
- Beschließe nun, bei jedem Ausatmen loszulassen ...
- Atme noch zwei Mal ein, tief aber sanft, bis du die Energie des Erzengel Michael verspüren kannst, welche sich meist etwas kühl anfühlt.
- Mit dem nächsten Atemzug richtest du deinen mentalen Fokus auf dein Blut. Du lässt freudig zu, wie Erzengel Michael das leuchtend blaues Heilungslichts in all das Blut, welches in deinem Erdenvehikel kursiert, einschleust.
- Bedanke dich bei deinen weißen und roten Blutkörperchen und deinem Blutkreislauf für die bedingungslosen Dienste, die sie dir in diesem Erdenleben erweisen.
- Millionen von Blutpartikeln beginnen in kürzester Zeit blau zu strahlen. In diesem Licht kann man nun energetische Unreinheiten wie winzig kleine Staubkörnchen ausmachen. Diese wirst du nun schleunigst mit Hilfe des Erzengel Michael loswerden, indem du mental zulässt, dass eine tiefe Reinigung deines Blutes in der Heiligen Gegenwart, also sofort, stattfinden darf. Wenn du diese Intention gesetzt hast, dann atme nochmals tief ein.
- Die blau strahlende himmlische Energie des Erzengel Michael fließt nun so stark durch die Millionen deiner Blutpartikel, dass sie sämtliche unharmonischen Energien hinwegspült. Lasse diesen Lichtprozess geschehen, du wirst merken, wann

er beendet ist, und zwar dadurch, dass du eine gewisse Leichtigkeit empfindest.

Lichtsegen des Erzengel Michael:

»Ich, Erzengel Michael, spreche einen reinigenden Segen für dein Blut aus.«

»Möge dein Blut von allen unharmonischen Energien für immer befreit sein!«

Lichtheilungs-Affirmationen:

Ich nehme die Hilfe Erzengel Michaels freudig an! Ich lasse los und lasse Reinigung zu! Mein Blut ist frei von alten Energien.

Energetisierung deiner Körperzellen mit Hilfe des Erzengel Gabriel

Lichtheilung:

- Verbinden dich geistig mit dem Erzengel Gabriel und bedanke dich bei ihm für die nun folgende Energetisierung.
- Erde dich mittels deiner goldenen Wurzeln.
- Atme tief ein und du beginnst langsam zu erfahren, dass dich Erzengel Gabriel mit seiner herrlichen orange-goldenen Energie umgibt. Diese Energie fühlt sich freundlich und doch sehr lebendig und pulsierend an.
- Du kannst spüren, wie dich eine innerliche Wärme erfüllt, das Feuer der göttlichen Liebe des Erzengel Gabriel.
- Mit jedem Atemzug verstärkt sich die Kraft des orange-goldenen Lichts des Erzengel Gabriel und ein angenehm warmes

Gefühl begleitet dich, wenn das himmlische Heilungslicht in all die Milliarden Zellen deines Körpers eindringt.

- Ganz sanft fließen die Flammen der Liebe in deine Körperzellen, welche diese Energie eilig und hungrig in sich aufnehmen.
- Jedes Mal, wenn du ausatmest, lässt du bewusst all das, was »nicht Liebe ist« los.
- Bedanke dich bei deinen Körperzellen für deren Liebesdienst, dich mit Lebenskraft zu versorgen und im Lebensfluss zu halten.
- Diese beginnen mit jedem neuen Atemzug, den du tust, zu strahlen wie Millionen kleiner Sonnen ... dein gesamter Organismus wird immer lichtvoller ... du fühlst dich leicht und lebendig ...
- Und wieder atmest du das orange-goldene Licht ganz tief ein und du bemerkst nun förmlich, wie dein Energiepegel steigt ... und steigt ...
- Atme so lange weiter, wie es für dich angenehm ist!

Lichtsegen des Erzengel Gabriel:

»Ich, Erzengel Gabriel, segne deine Körperzellen mit der Kraft meines göttlichen Lichts. Mögen sich Licht, Liebe und Freude auf Lebenszeit in deinem Organismus einquartieren!«

Lichtheilungs-Affirmationen:

Meine Körperzellen sind mit Engelsenergie angereichert und ich bin gesund und voller Vitalität! Ich stehe im Fluss des Lebens! Ich habe all die Lebenskraft zur Verfügung, die ich brauche!

Erzengel-Energiemedizin-Geschenke zur Heilung der Emotionen

Heilung deines spirituellen Herzens mit Hilfe des Erzengel Raphael

Lichtheilung:

- Verbinde dich geistig mit Erzengel Raphael und bedanke dich für die nun folgende Heilung.
- Erde dich mittels deiner goldenen Wurzeln.
- Richte deine Aufmerksamkeit auf deinen Atem, welcher dich mit der smaragdgrünen himmlischen Energie des Erzengel Raphael verbindet.
- Atme wiederholt sanft durch die Nase ein und durch den Mund aus.
- Du wirst dir vermehrt der Gegenwart des Heiligen Erzengels bewusst, dessen leuchtende Strahlkraft erfrischend wie kühler, himmlisch grüner Pfefferminztee durch dein Kronenchakra in dein Energiefeld einströmt und dann weiter durch dein Drittes Auge, dein Kehlkopfchakra und zuletzt in dein Herzchakra fließt.
- Bedanke dich bei deinem Herzen, dass es unaufhaltsam für dich schlägt.
- Dein Herzchakra öffnet sich und nimmt die smaragdgrüne heilende Energie dankbar auf. Jede Zelle des Herzens trinkt von dem himmlischen Nektar und erfreut sich dieser Erneuerung.

- Jedes Mal, wenn du ausatmest, lässt du ganz bewusst all das, was nicht Liebe ist, aus deinem Herzchakra entfliehen.
- Mit jedem Atemzug fließt erneut smaragdgrünes Heilungslicht in dein Herzchakra und füllt dein Herz mit göttlicher Liebe, deren Kraft dein Herz in eine Oase des Friedens, der Freude und der Zufriedenheit verwandelt.
- Atme sorgsam und langsam so lange weiter, bis sich dein Herz leicht und frei anfühlt!

Lichtsegen des Erzengel Raphael:

»Ich, Erzengel Raphael, segne dein Heiliges Herz mit dem Licht Gottes!«

»Möge dein Herz in Freiheit und Leichtigkeit jubilieren und ein Magnet der Liebe sein!«

Lichtheilungs-Affirmationen:

»Ich öffne mein Herz dem Licht, der Kraft und der Liebe Gottes!«

»Ich ehre mein Heiliges Herz mit jedem Herzschlag!«

»Mein Herz ist ein Magnet der Dankbarkeit, der Freude und der Liebe!«

Heilung deines inneren Kindes mit Hilfe des Erzengel Chamuel

Lichtheilung:

- Verbinde dich geistig mit Erzengel Chamuel und bedanke dich für die Heilung, die er dir darbringt.
- Erde dich mittels deiner goldenen Wurzeln.
- Lasse deinen Atem ruhig fließen. Atme durch die Nase ein und durch den Mund aus.

- Eine rosaroter Strahl himmlischen Lichts umgibt dich … hüllt dich sanft wie in eine Wolke von Zuckerwatte ein … dies ist der göttliche Strahl des Erzengel Chamuel, der dich mit seiner fürsorglichen Liebe umhegt.
- Mit jedem Atemzug fühlst du dich in der himmlischen Obhut des Erzengel Chamuel besser aufgehoben.
- Sanft strömt der rosarote Strahl in dein Heiliges Herz ein, inmitten dessen sich dein inneres Kind/deine inneren Kinder aufhält/aufhalten und dort in Vorfreude auf die heilende Energie des Erzengel Chamuel verweilen.
- Die heilende Energie erfüllt die Herzen und Energiekörper des inneren Kindes/der inneren Kinder mit dem göttlichen Licht der Transformation und alle Schmerzen und Traurigkeit, welche die Kinderherzen beherbergen, dürfen sich nun lösen.
- Die Kammer deines Herzens verwandelt sich in eine lichtvolle Spielwiese für dein inneres Kind/deine inneren Kinder, in der es/sie glücklich und zufrieden herumtollt/herumtollen oder auch friedlich spielt/spielen.
- Das herrliche rosarote Heilungslicht strömt so lange in die Kammer deines Herzens ein, bis die Kinder vom vielen Spielen ermüdet sind und sich glücklich und zufrieden in einem kuscheligen, rosaroten Himmelbett zur Ruhe legen. Dort schlafen sie in Kürze sanft und tief ein.
- Wiederhole diesen Heilungsprozess täglich vor dem Schlafengehen.

Lichtsegen des Erzengel Chamuel:

»Ich, Erzengel Chamuel, segne dein/-e inneres Kind/inneren Kinder mit dem ewigen Licht Vater/Mutter Gottes!«
»Möge dein inneres Kind als freier und geheilter Anteil deines Selbst die innere, nie versiegende Quelle deiner Kreativität beflügeln!«

Lichtheilungs-Affirmationen:

»Ich richte meine innere Sicht in fürsorglicher Aufmerksamkeit und Liebe auf mein inneres Kind und bin offen für dessen Wünsche und Bedürfnisse!«
»Mein inneres Kind ist geheilt und ein harmonischer Anteil meines Selbst!«
»Ich liebe mein inneres Kind bedingungslos!«

Lösung von versteckter Wut und Erbitterung mit Hilfe des Erzengel Uriel

Lichtheilung:

- Verbinde dich geistig mit Erzengel Uriel und bedanke dich für die bevorstehende Lösung und Heilung deiner Emotionen.
- Erde dich mittels deiner goldenen Wurzeln.
- Werde dir deines Atems bewusst, welcher göttliches Prana in deinen Körper transportiert.
- Atme sanft mindestens drei Mal durch die Nase ein und durch den Mund aus.
- Mit dem nächsten Atemzug beginnt die rubinrote Energie des Erzengel Uriel deine Aura mit strahlendem Licht zu füllen. Genieße die Wärme und Geborgenheit, welche die Gegenwart seines himmlischen Lichtes ausstrahlt.
- Du bist in seine kraftvolle Energie eingehüllt und gut beschützt und kannst daher guten Mutes die Intention fassen, deine bewussten und unbewussten Emotionen der Wut, der Verbitterung und alle Ängste, die damit verbunden sind, an Erzengel Uriel abzugeben.
- Sogleich fließt ein kräftiger Strahl seines rubinroten Lichts durch dein Kronenchakra in dein Energiefeld und findet

seinen Weg bis in dein Wurzelchakra, welches von dem herrlichen, kraftvollen Licht durchflutet wird.

- Atme nun kräftig aus und übergib dem feurigen rubinroten Licht all deine im Wurzelchakra aufgestauten Emotionen.
- Denke nicht darüber nach, welche spezifischen Emotionen es sein sollten, dein Höheres Selbst erledigt das für dich. Du brauchst nur im Vertrauen, dass Erzengel Uriel mit Hilfe seiner feurigen Energie der Liebe Gottes diesen Job erledigt, loszulassen und diese im Vertrauen an seine göttliche Macht ihm zu übergeben.
- Mit jedem Atemzug wird das rubinrote Feuer der Liebe nun mehr entfacht ... die Flammen der Transformation lodern hell auf und verbrennen deine alten Energieblockaden. Ein wunderbares Gefühl der Befreiung bahnt sich an ...
- Atme langsam, aber tief aus ... ein und tief aus ... ein und tief aus .... wiederhole es so lange, bis sich das Feuer in deinem Wurzelchakra legt, denn dann hat Erzengel Uriel seine Arbeit vollbracht.
- Ein wohliges, zufriedenes Gefühl im ganzen Unterbauch wird dir anzeigen, wenn dieser Lösungs- und Heilungsprozess beendet ist.

Lichtsegen des Erzengel Uriel:

»Ich, Erzengel Uriel, segne deine Emotionen!«
»Mögen sie dich fortan, basierend auf der Kraft der bedingungslosen Liebe, harmonisch, friedlich und sanft durch dein Erdenleben begleiten!«

Lichtheilungs-Affirmationen:

»Ich lasse Wut und Erbitterung los und Liebe und Freude zu!«

»Ich führe ein harmonisches Leben, im Urvertrauen auf Gott und das Universum, welches mir jederzeit genau das zur Verfügung stellt, was ich in meinem Erdendasein brauche!«

»Ich BIN Liebe, Freude und Harmonie!«

Erzengel-Energiemedizin-Geschenke zur Heilung des Geistes

Öffnung des Geistes mit Hilfe des Erzengel Zadkiel

Lichtheilung:

- Verbinde dich geistig mit Erzengel Zadkiel und bedanke dich für die lichtvolle Öffnung deines Geistes.
- Erde dich mittels deiner goldenen Wurzeln.
- Richte deine Aufmerksamkeit auf deinen Heiligen Atem.
- Dein Atem ist der wunderbare Mechanismus, welcher dich mit der geistigen Welt verbindet und das universelle Heilungslicht wie auch das himmlische Heilungslicht der Erzengel in deinen physischen und in die feinstofflichen Körper transportiert. Erzengel Zadkiel steht dir nun mit seiner machtvollen, violett strahlenden Energie zur Öffnung deines Geistes zur Verfügung.
- Atme nun langsam tief ein ... und ganz langsam tief aus ...

du verbindest dich mehr und mehr mit der Kraft dieses herrlichen Erzengels. Kaum hast du das getan, bemerkst du auch schon, wie das strahlende violette Licht des Erzengel Zadkiel in dein Kronenchakra strömt und sich über deinen Geist ausbreitet.

- Atme dieses Heilige Licht tief und bewusst ganz langsam und sachte ein ... und noch ein violetter Atemzug ... tief ein und aus ... ein und aus. Dein Geist saugt diese himmlische, revitalisierende Energie hungrig auf.
- Mehr und mehr von der tief leuchtenden Energie des Erzengel Zadkiel breitet sich in deinem Geist aus, bis er vollständig mit dem Heiligen Licht gesättigt ist. Lasse dir Zeit und genieße dieses erhebende Gefühl, dein Geist ist entspannt und voller Vitalität und Tatendrang.

Lichtsegen des Erzengel Zadkiel:

»Ich, Erzengel Zadkiel, segne deinen Geist mit der unermesslichen Macht des Kosmos.«

»Mögen göttliche Kraft und Energie fortan in deinem Geiste residieren!«

Lichtheilungs-Affirmationen:

»Mein Geist ist unzertrennbar mit meinem Heiligen Höheren Selbst verbunden!«

»Mein Geist ist ein Instrument Gottes!«

»Als Mitschöpfer Gottes setze ich meinen Geist in Liebe und mit Liebe in allen Lebenslagen ein!«

Lösung alter Gedankenmuster mit Hilfe des Erzengel Raziel

Lichtheilung:

- Verbinde dich geistig mit Erzengel Raziel und bedanke dich für die Lösung deiner alten Gedankenmuster.
- Erde dich mittels deiner goldenen Wurzeln.
- Nun werde dir deines Atems bewusst, welcher göttliches Licht in deinen Körper transportiert.
- Atme mehrere Male sanft durch die Nase ein und durch den Mund aus.
- Mit jedem Atemzug intensiviert sich die Verbindung mit Erzengel Raziel und sein Heiliges Licht kommt dir näher und näher.
- Sende eine Nachricht an dein Unterbewusstsein: Es darf sich öffnen und seine Altlasten aufgeben! Bedanke dich bei deinem Unterbewusstsein für seinen Schutz und sein Vertrauen in den nun folgenden Lichtprozess.
- Atme tief aus und übergib die Lösung deiner nun nicht mehr gebrauchten, veralteten Gedankenmuster an die himmlischen Kräfte des Erzengel Raziel.
- Mit dem nächsten Atemzug spürst du, wie sich seine indigoblaue Energie wie ein strahlender Sternenhimmel über dein Energiefeld ausbreitet.
- Strahlen des indigoblauen Lichts strömen nun in dein Kronenchakra ein, durchfluten dein Drittes Auge mit reinigenden Energien und waschen deine alten Gedankenmuster hinweg.
- Es ist nicht notwendig, diese alten Muster zu identifizieren oder zu analysieren, du befindest dich unter der Obhut deines mächtigen Höheren Selbst, welches diese Operation perfekt steuert und lenkt. Vertraue deiner inneren Weisheit und

der Heiligen Kraft des Erzengel Raziel und lasse alle Ängste, die mit diesem Lichtprozess einhergehen, los.

- Mit jedem weiteren Strahl des himmlischen Lichtes dürfen sich mehr und mehr der alten Gedankenmuster lösen. Es kommt Klarheit und Freiheit in dein Drittes Auge und eine innere Balance beginnt zu entstehen.
- Atme das indigoblaue Licht des Erzengel Raziel so lange weiter, bis sich dein Drittes Auge befreit, erholt und strahlend anfühlt!

Lichtsegen des Erzengel Raziel:

»Ich, Erzengel Raziel, segne dein Drittes Auge mit der allmächtigen Kraft der Liebe!«

»Möge dein Drittes Auge von nun an im Innen und im Außen göttliche Liebe erschauen! »

Lichtheilungs-Affirmationen:

»Ich öffne mein Drittes Auge der kosmischen Kraft des Lichtes und der Liebe.«

»Ich lasse mein Drittes Auge im klaren Licht meiner Einsicht erstrahlen!«

»Ich erblicke Gott in jedem beseelten Wesen!«

Befreiung von bewussten und unbewussten Ängsten mit Hilfe des Erzengel Jophiel

Lichtheilung:

- Verbinde dich geistig mit Erzengel Jophiel und bedanke dich für die Befreiung von deinen Ängsten.
- Erde dich mittels deiner goldenen Wurzeln.
- Lasse deinen Atem sanft fließen, bis sich ein ruhiger Rhythmus einstellt.
- Bald bekommst du das Gefühl, von einem feinen, schimmernden, goldenen Lichtnebel umgeben zu sein, welcher sich mit jedem folgenden Atemzug verdichtet.
- Fasse den festen Beschluss, deine bewussten und unbewussten Ängste loszulassen, damit sie durch gesunde Kraft und Selbstbewusstsein ersetzt werden können.
- Dein Höheres Selbst wird diesen Prozess für dich perfekt steuern und lenken.
- Nun tritt ein leuchtend goldgelber Strahl aus dem schimmernden Energiefeld des Erzengel Jophiel aus und in dein Kronenchakra ein und durchflutet mit seinem heilsamen Licht deinen Körper, bis er das Solarplexuschakra erreicht und dieses mit seiner Energie völlig auffüllt.
- Erlaube einige Minuten für diesen Lichtprozess.
- Die mächtige goldgelbe Energie des Erzengel Jophiel bindet alle deine bewussten und unbewussten Ängste an sich und durchstrahlt sie mit der Energie der göttlichen Liebe, welche die unermessliche Kraft hat, alle Ängste aufzulösen.
- Atme mehrere Male langsam tief ein und aus, um diese Tiefenreinigung zu fördern.
- Mit jedem Atemzug lässt du zu, dass sich ein weiterer Aspekt deiner Ängste verabschiedet, und die allheilende Kraft der Liebe, verbunden mit der erhellenden Kraft der sonnigen

Freude, ist eingeladen, in deinem Solarplexus Einzug zu nehmen.

- Erlaube der sonnigen Energie genügend Zeit, um ihr Werk zu vollbringen. Der Lichtprozess ist dann zu Ende, wenn dein Solarplexus sich »rund«, warm, wohlig und entspannt anfühlt.

Lichtsegen des Erzengel Jophiel:

»Ich, Erzengel Jophiel, segne deinen Solarplexus mit dem strahlenden Licht der Liebe und der Freude!«

»Möge dein Leib immerfort von Angst befreit sein, mögen dich fortan sonnige, liebevolle Gefühle durch deine Tage leiten und begleiten!«

Lichtheilungs-Affirmationen:

»Ich bin von allen Ängsten befreit!«

»Liebe, Lebenslust, Lebensfreude und Freiheit regieren von nun an in meinem Leben!«

»Ich BIN die allgegenwärtige, lichtvolle, freudenerfüllte Kraft Gottes!«

Erzengel-Energiemedizin-Geschenke zur Heilung der Seele

Festigung der Verbindung mit dem Höheren Selbst mit Hilfe des Erzengel Zadkiel

Lichtheilung:

- Verbinde dich geistig mit Erzengel Zadkiel und bedanke dich für die wunderbare Verbindung mit dem Höheren Selbst, die er dir bescheren wird.
- Erde dich mittels deiner goldenen Wurzeln.
- Verbinde dich mit deinem Atem ... sogleich beginnt himmlisches Prana in dein Energiefeld zu strömen ...
- Atme drei Mal langsam tief durch die Nase ein und durch den Mund aus ...
- Das Heilige violette Licht des Erzengel Zadkiel umgibt dich und hüllt dich in einen Mantel des Lichts und der Liebe. Begrüße seine erhellende Anwesenheit und erfreue dich einige Minuten an dieser machtvollen, erbauenden Energie.
- Nun fasse von ganzem Herzen die folgende Intention: »Ich übergebe meinen Ego-Erdenwillen dem Heiligen Willen, dem Heiligen Göttlichen Plan, zum Heiligen Zeitpunkt, zum Wohl aller beseelten Wesen und bitte Erzengel Zadkiel, die Verbindung mit meinem Höhern Selbst zu festigen und zu vertiefen. Amen.«
- Kaum hast du diese Intentionen geistig ausgesprochen, fließt ein leuchtender Strahl seines himmlischen violetten Lichts in

dein Kronenchakra ein, füllt es mit Licht und Liebe und intensiviert damit die Verbindung mit deinem Höheren Selbst.
- Atme diese kraftvolle violette Energie ein und erlaube einige Minuten für diesen Lichtprozess.
- Nach einiger Zeit wird dir die Existenz einer strahlenden Silberschnur bewusst, welche dein Kronenchakra mit einer leuchtenden Lichtquelle, deinem Höheren Selbst, verbindet. Diese Silberschnur speist dein Energiefeld mit dem göttlichen Licht der Liebe und fungiert auch als das Transportmittel für deine von Gott gegebene Intuition.
- Während du weiter das violette Licht des Erzengel Zadkiel einatmest, bemerkst du, wie die Silberschnur sich mehr und mehr festigt und ein schimmerndes Licht ausstrahlt. Mit diesem Lichtprozess geht möglicherweise ein Kribbeln oder Jucken am Scheitel einher.
- Nun begrüße dein Höheres Selbst von ganzem Herzen, atme tief ein und ein Strom des Lichtes wird durch die Silberschnur in dein Kronenchakra fließen. Kommuniziere mit deinem Höheren Selbst und lade es ein, die treibende Kraft in deinem Erdenleben zu sein.

Lichtsegen des Erzengel Zadkiel:

»Ich, Erzengel Zadkiel, weihe und segne diese Verbindung mit göttlichem Licht!«

»Mögest du allezeit bereit sein, die Weisheit deines Höheren Selbst in dein Erdenleben aufzunehmen!«

Lichtheilungs-Affirmationen:

»Ich bin untrennbar mit meinem Höheren Selbst verbunden.«

»Ich ehre das göttliche Licht der Weisheit und der Liebe in mir!«

»Ich BIN das Licht!«

Rückführung von verlorenen Seelenanteilen mit Hilfe des Erzengel Gabriel

Lichtheilung:

- Verbinde dich geistig mit Erzengel Gabriel und bedanke dich für die Hilfe, deine Seelenanteile wieder in das Haus deines Heiligen Herzens zurückzuführen.
- Erde dich mittels deiner goldenen Wurzeln.
- Richte deine Aufmerksamkeit auf das Heilige Instrument deines Atems und atme langsam und tief mindestens drei Mal durch die Nase ein und durch den Mund aus.
- Die orange-goldene Lichtenergie des Erzengel Gabriel umgibt dich wie eine warme, leichte Seidendecke ... du fühlst dich von dieser Energie angenommen und beschützt.
- Atme diese orange-goldene Energie sanft ein und erlaube, dass sie bis in dein Herzchakra fließt. Atme so lange weiter, bis sich dein Herz warm und gut behütet anfühlt.
- Lege beide Hände über dein Herzchakra und sprich innig die folgende Lichteinladung aus: »Liebe verlorene Anteile meiner Heiligen Seele! Ich lade euch innigst ein, nach Hause in mein Heiliges Herz zurückzukehren, welches von Erzengel Gabriel bewacht und behütet wird. Ihr seid in Sicherheit und gut bei mir aufgehoben. Ich liebe euch und begrüße euch auf das Allerherzlichste in eurem lichterfüllten Heim!«
- Erzengel Gabriel umhüllt dich während des gesamten Lichtprozesses mit seiner göttlichen, strahlend schützenden Energie, damit deine Seelenanteile in aller Ruhe und Geborgenheit in den Tempel deines Heiligen Herzens Einzug nehmen können.
- Die Integration deiner Seelenanteile wird einige Zeit beanspruchen.
- Währenddessen atme weiterhin das wärmende orange-goldene Licht ein und alles, was nicht Liebe ist, aus.

- Du wirst intuitiv spüren, wenn dieser Lichtprozess für heute beendet ist. Wiederhole diese Lichtarbeit weitere zwei Male oder so lange, wie es für dich stimmig ist und du das Gefühl »Ich bin vollständig« bekommst.

Lichtsegen des Erzengel Gabriel:

»Ich, Erzengel Gabriel, segne deine Heilige Seele mit dem herrlichen Licht Gottes!«
»Möge deine Seele frei wie ein Vogel und leicht wie eine Engelsfeder sein!«

Lichtheilungs-Affirmationen:

»Ich ehre mein Heiliges Herz als den Tempel meiner Seele.«
»Meine Seele ist vollständig, alle Anteile meiner Seele sind zu einem harmonischen Ganzen vereinigt!«
»Ich BIN ein leuchtendes Seelenwesen, voll göttlicher Kraft und Weisheit!«

Ahnenheilung mit Hilfe des Erzengel Raphael

Lichtheilung:

- Verbinde dich geistig mit Erzengel Raphael und bedanke dich für seine Mithilfe bei dem nun folgenden Lichtprozess der Heilung deiner Ahnen.
- Erde dich mittels deiner goldenen Wurzeln.
- Fokussiere dich auf deinen Atem ... dein Atem ist ein Instrument der Heilung ... ein Vermittler des göttlichen Lichts, welches durch deine Venen kursiert.
- Mit jedem Atemzug wird die Verbindung mit der Lichtenergie des Erzengel Raphael stärker. Sein heiliges smaragdgrünes

Licht beginnt, dich in seine heilende Kraft einzuhüllen.

- Erlaube genügend Zeit für diesen Lichtprozess und atme sanft weiter.
- Nun formuliere in deinem Herzen folgende Intention: »Liebe Ahnen. Ich ehre euch von ganzem Herzen für das Licht, welches ihr in diesem Leben und auch in meinen Vorleben zu meinen Gunsten hinterlassen habt. Ich ersuche euch nun, Erzengel Raphael zu erlauben, die Schatten, die zurückgeblieben sind, zu lösen und zu heilen. Ihr habt das Beste getan, was ihr tun konntet, und ich danke euch aufrichtig für euren Beitrag!«
- Du wirst nun der Tatsache gewahr, dass sich deine Ahnen um dich scharen. Es dauert eine Weile, bis sie alle im heilenden, smaragdgrünen Lichte des Erzengel Raphael voll versammelt sind.
- Nun tritt Erzengel Raphael vor jeden deiner Ahnen und segnet einen nach dem anderen, indem er seine Lichthände zuerst auf deren Herzchakra und dann auf deren Kronenchakra auflegt.
- Du kannst beobachten, wie sich die dunklen Schatten der Vergangenheit auflösen und in goldenes, schimmerndes Licht verwandeln.
- Erlaube genügend Zeit für diesen Lichtheilungsprozess. Wenn er beendet ist, wird Erzengel Raphael deine Ahnen auf eine noch Höhere Ebene der Heilung begleiten.

Lichtsegen des Erzengel Raphael:

»Ich, Erzengel Raphael, segne deine Ahnen mit dem Heiligen Licht der Transformation!«
»Möget ihr frei von allem irdischen Karma in eure nächste Inkarnation gehen!«

Lichtheilungs-Affirmationen:

»Ich vergebe meinen Ahnen und mir selbst und setze sie frei von aller Schuld!«
»Ich bin vom Karma meiner Ahnen auf immer und ewig befreit!«
»Ich ehre meine Ahnen für ihr Dasein und die Seelenlehren, die sie mir vermittelt haben!«

Einige Worte zum lichtvollen ENDE

Darf ich euch, liebe Erdenengel, zum Abschluss mit den wunderbaren Worten Rainer Maria Rilkes auf die Natur eures wahren Selbst hinweisen:

»Ich ließ meinen Engel lange nicht los,
und er veramte mir in den Armen
und wurde klein, und ich wurde groß;
und auf einmal war ich das Erbarmen
und er eine zitternde Bitte bloß.
Da habe ich ihm seinen Himmel gegeben
und er ließ mir das Nahe, daraus er entschwand ...
Er lernte das Schweben, ich lernte das Leben
und wir haben langsam einander erkannt.«

Rainer Maria Rilke (www.rilke.de/gedichte)

Mit jedem Atemzug sei daran erinnert, wer du wirklich bist, nämlich ein Engel Gottes auf Erden, ausgestattet mit einem Heiligen Herzen, dessen unermessliche Kraft der Liebe Berge versetzen kann!

Danksagung

Ich bedanke mich von Herzen bei Gott, dem Reich der Engel, Lichtwesen und aufgestiegenen Meistern für deren Licht und Leitung. Ich bedanke mich bei Mutter Erde und ihren Devas und Elementarwesen für die Liebe, die sie mir mit jedem Atemzug demonstrieren.

Herzlichst bedanke ich mich bei meinen Studenten und Seminarteilnehmern und auch den Lesern dieses Buches, die dazu beitragen, dass sich das göttliche Licht in vermehrter Masse auf unserem Planeten Erde manifestiert.

Ein spezielles Dankeschön geht an meinen Verlag, welcher wahrlich ein Geschenk des Himmels ist!

Annie b danke ich von Herzen für ihr wunderbares Erzengel-Cover-Bild.

Meiner Seelenschwester Valerie spreche ich einen besonderen Dank für ihre bedingungslose Liebe und Unterstützung aus.

Ferner danke ich all meinen lieben Freunden und meiner Familie für ihre Liebe und Aufmerksamkeit.

»Man sagt, die Liebe öffnet eine Tür
von einem Herzen zum anderen.
Doch wo es keine Mauer gibt,
wo soll dann eine Türe sein?«

Beloved Grandmaster Rumi

Literatur

Elisabeth Constantine: Kristallheilung mit den Erzengeln, Heyne 2007

Elisabeth Constantine: Worte der Liebe und des Lichts, Ansata 2005

Das Kybalion, verlegt 1908 in Chicago, Urheber anonym (der Text bezieht sich auf das »Corpus Hermeticum«)

Jeanne Ruland: Feen, Elfen, Gnome, Schirner Verlag 2008

William Bloom: Naturgeister und Devas, Aquarium Verlag 2001

Über die Autorin

Elisabeth hatte sich schon in frühen Jahren mit esoterischen Themen beschäftigt und auf ihren Reisen wertvolle spirituelle Erfahrungen gesammelt. Die gebürtige Österreicherin hat den Großteil ihres Lebens in Großbritannien verbracht, wo sie vor fast 25 Jahren zur Heilerin und psychologischen Lebensberaterin ausgebildet wurde. Weitere Ausbildungen im Bereich der Energiemedizin folgten und sie führte diese Tätigkeiten in England aus, bis sie vor zwei Jahren nach Österreich zurückkehrte.

Elisabeth bietet landweit Einzelsitzungen, Meditationsabende, Tages- und Wochenend- Wunschseminare und Ausbildungen zum »Erzengel-Kristallheiler« (basierend auf ihrem Buch »Kristallheilung mit den Erzengeln«) und »Erzengel-Reiki« an. Ab Herbst 2011 freut sie sich, zertifizierte Wochenend-Kurse in »Erzengel-Energiemedizin« anzubieten. Wenn du, lieber Erdenengel, dir eine Ausbildung, einen Kurs oder ein Seminar in deiner Heimatstadt wünscht oder an Elisabeths monatlichem Newsletter interessiert bist, dann bitte kontaktiere Elisabeth über ihre Webseite www.elisabethconstantinte.co.uk, wo du unter den Rubriken »Wunschseminare« alle Details erfahren kannst.

Elisabeth arbeitet nach dem Motto »In Wirklichkeit sind alle EINS und nur die reine Kraft der bedingungslosen Liebe heilt die Welt«. Es ist ihr eine Freude und ein Privileg, ihre Seelenschwestern und Seelenbrüder auf deren Reise zum Kern des Heiligen Inneren Lichts zu begleiten.

Elisabeth ist internationale Autorin mehrere Bücher und einer Serie von Engel-Meditations-CDs für Kinder und Erwachsene.

Illustration:
Das Cover dieses Buches wurde von Annie b liebevoll gemalt. Annie b lebt und wirkt in Cornwall, England. Mehr über ihre Engelbilder, gechannelte Porträts deiner Schutzengel, Kunstpostkarten und Ausstellungen findest du auf ihrer Webseite: www.annieb-art-co.uk.

Meine bisherigen Publikationen im Verlag Ennsthaler

Elisabeth Constantine
Engelmeditationen

Heile dein Herz mit Hilfe des Erzengels Chamuel
ISBN 978-3-85068-689-1
1 CD, Laufzeit: ca. 61 Minuten

Durchtrenne deine Fesseln mit Hilfe des Erzengels Michael
ISBN 978-3-85068-688-4
1 CD, Laufzeit: ca. 69 Minuten

Manifestiere dein eigenes inneres Paradies mit Hilfe des Erzengels Raphael
ISBN 978-3-85068-687-7
1 CD, Laufzeit: ca. 57 Minuten

Heile deinen physischen Körper, deinen Geist und deine Emotionen mit Hilfe des Erzengels Metatron
ISBN 978-3-85068-778-2
1 CD, Laufzeit: ca. 68 Minuten

Erfülle dein göttliches Potential mit Hilfe des Erzengels Gabriel
ISBN 978-3-85068-776-8
1 CD, Laufzeit: ca. 68 Minuten

Löse dich vom alten Karma und lebe frei in der heiligen Gegenwart des Seins mit Hilfe des Erzengels Uriel
ISBN 978-3-85068-777-5
1 CD, Laufzeit: ca. 68 Minuten

Elisabeth Constantine
Kinder-Engelmeditationen

Mehr Selbstvertrauen mit Hilfe des Erzengels Raphael
ISBN 978-3-85068-760-7
1 CD, Laufzeit: ca. 65 Minuten

Leichter lernen mit Hilfe des Erzengels Michael
ISBN 978-3-85068-761-4
1 CD, Laufzeit: ca. 65 Minuten

Besser einschlafen mit Hilfe des Erzengels Chamuel
ISBN 978-3-85068-762-1
1 CD, Laufzeit: ca. 65 Minuten